Denis Tribaudeau

SURVIVAL PFLANZEN

DIE 100 WICHTIGSTEN PFLANZEN ZUM ÜBERLEBEN IN DER WILDNIS

Bassermann

VORWORT

Dieses Buch hat nur ein einziges Ziel: Ihnen die wunderbare, vielseitige und reiche Welt der Pflanzen in unserer Natur näher zu bringen. Viele Pflanzen sehen wir tagtäglich und halten sie für unbedeutend, dabei können sie nützlich sein und sogar Leben retten. Mit diesem Buch möchte ich Ihnen helfen, diese Pflanzen zu erkennen.
Das überlieferte Wissen, das unsere Vorfahren im Lauf von Jahrtausenden zusammengetragen haben, ist es wert, dass wir uns dafür interessieren. All diese Pflanzen – essbare, medizinische, aromatische und andere – sind keineswegs altmodisch oder überholt, im Gegenteil.
Die Beschäftigung mit nützlichen Pflanzen hilft in vielerlei Hinsicht dabei, das Land und die Natur, denen Sie beim Spazierengehen oder Wandern begegnen, mit anderen Augen zu betrachten. Die Tipps und Erklärungen in diesem Buch sollen als Ausgangspunkt für einen Lernprozess dienen, der manchmal Geduld und Gewissenhaftigkeit erfordert, aber immer lohnend ist.
In diesem Buch stelle ich eine Vielzahl von Pflanzen vor, die in den europäischen Landschaften zu finden sind. Dabei verwende ich bewusst einfache und allgemein verständliche botanische Begriffe. Es ist mir ein Anliegen, eine möglichst umfassende Zusammenfassung dessen anzubieten, was man in kritischen Situationen wissen sollte. Niemand muss alles über alle Pflanzen wissen. Es kommt aber darauf an, sich in schwierigen Momenten an das Wesentliche zu erinnern.

Bitte bedenken Sie:

- 95 % der Natur ist unser Verbündeter und kann uns entweder heilen, ernähren oder uns beim Bauen helfen.
- 4,9 % der Pflanzen in unserer Landschaft können leicht giftig sein.
- 0,1 % dieser Pflanzen können ernsthafte Beschwerden verursachen oder sogar tödlich sein.

Wer Wildpflanzen sammelt, darf nicht wahllos vorgehen, sondern muss ihre Auswirkungen auf den Körper genau kennen. Ein bisschen Vertrauen in das eigene Wissen gehört aber auch dazu.
Wir dürfen nie vergessen, dass die Natur viel mächtiger, stärker, großzügiger und unbarmherziger ist als wir, und dass wir uns an ihre Spielregeln halten müssen. Selbst wer über viel Wissen und Erfahrung verfügt, ist ihr letztlich ausgeliefert.

Wer in der Natur überleben will, muss meiner Meinung nach zu den Wurzeln zurückkehren, wieder auf seine Sinne vertrauen, alte Techniken wieder erlernen und sich mit überliefertem Wissen befassen. Dann kann es uns gelingen, die Dinge zu relativieren und uns der großen Anpassungsfähigkeit bewusst zu werden, über die wir Menschen verfügen.
Noch wichtiger aber ist es, möglichst nie in eine lebensbedrohliche Situation zu geraten.

Willkommen in der unendlichen Welt des Überlebens-Know-how!

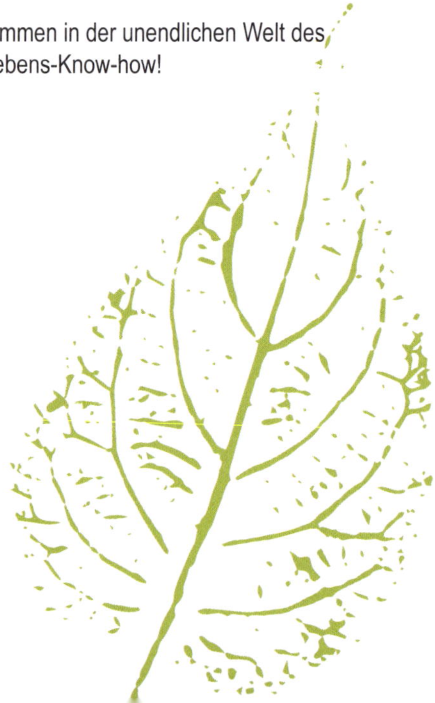

WARNHINWEIS

Eine Überlebenssituation ist niemals harmlos. Der Autor fasst in diesem Buch das Mindestwissen zusammen, das man sich aneignen sollte, um Wildpflanzen in einer kritischen Situation zu erkennen und zu nutzen. Die Beschreibungen und Verwendungstipps sind kein Ersatz für die Empfehlungen von Fachleuten aus dem Gesundheits- oder Ernährungsbereich. Einige der hier vorgestellten Pflanzen sollten nur dann verzehrt werden, wenn keine anderen Nahrungsquellen zur Verfügung stehen. Sie können jedoch eine gute Ergänzung darstellen oder auf natürliche Weise Linderung bei Beschwerden verschaffen. Der Autor kann nicht für Schäden, Verletzungen oder Vergiftungen haftbar gemacht werden, die durch die Anwendung der vorgestellten Ratschläge oder durch eine Fehlinterpretation seiner Aussagen entstehen könnten. Achten Sie auch auf geschützte Arten, geltende Vorschriften und Verbote und holen Sie bei Ihren Erkundungen und Sammlungen alle erforderlichen Genehmigungen ein. **Und: Die unten aufgeführten Pflanzen sollten Sie niemals verzehren!**

GIFTIGE PFLANZEN

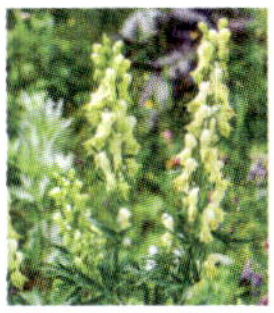
Wolfs-Eisenhut

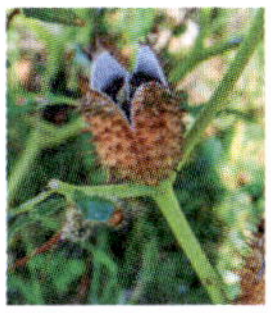
Stechapfel

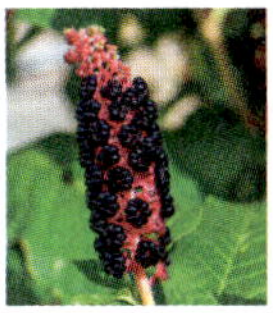
Kermesbeere

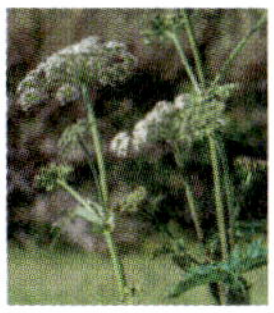
Gefleckter Schierling

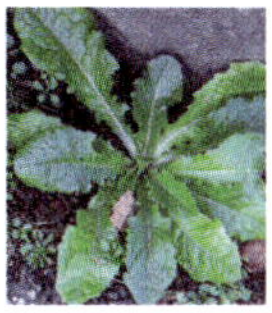
Gift-Lattich

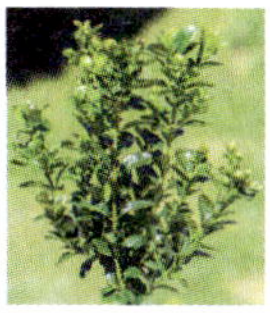
Buchsbaum

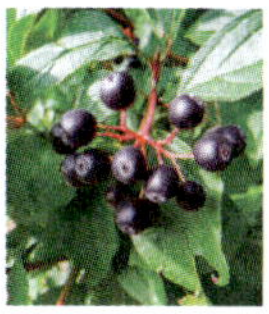
Roter Hartriegel

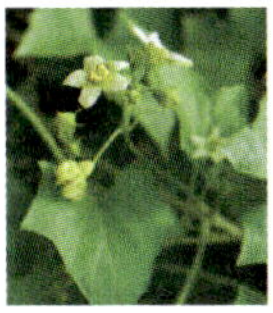
Zaunrübe

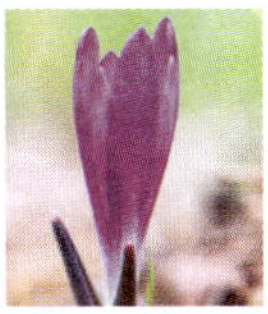
Herbstzeitlose

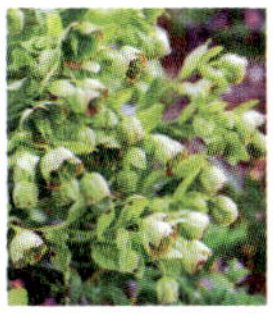
Stinkende Nieswurz

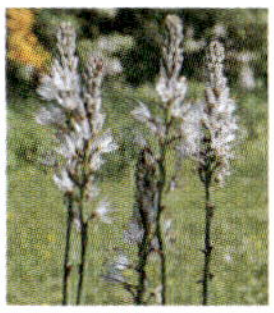
Weißer Affodill

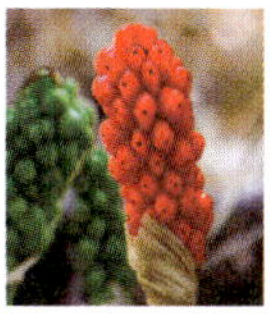
Ital. Aronstab

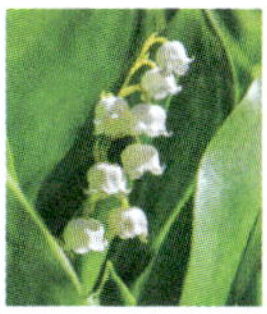
Maiglöckchen

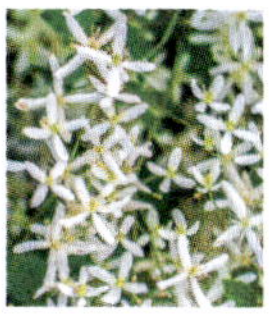
Brennende Waldrebe

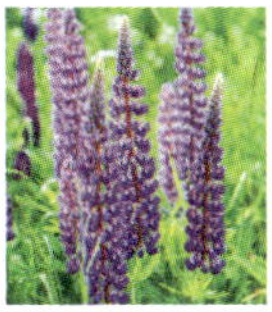
Schmalblättr. Lupine

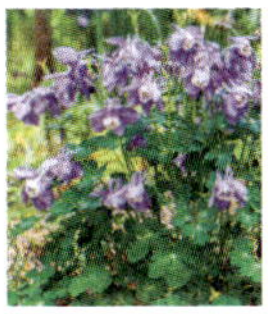
Akelei

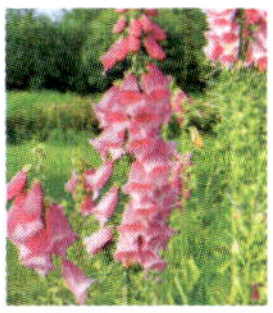
Roter Fingerhut

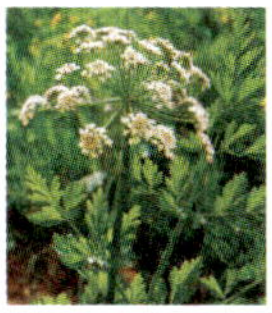
Safranrebendolde

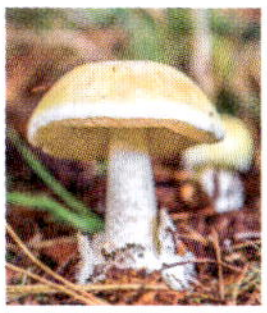
Giftpilze

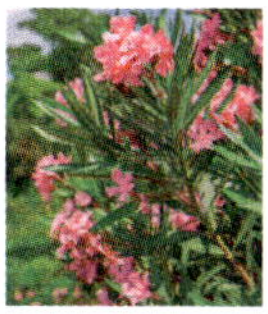
Oleander

INHALT

A B E

F G H

J K L

M/O/P

Q/R/S

TV/W/Z

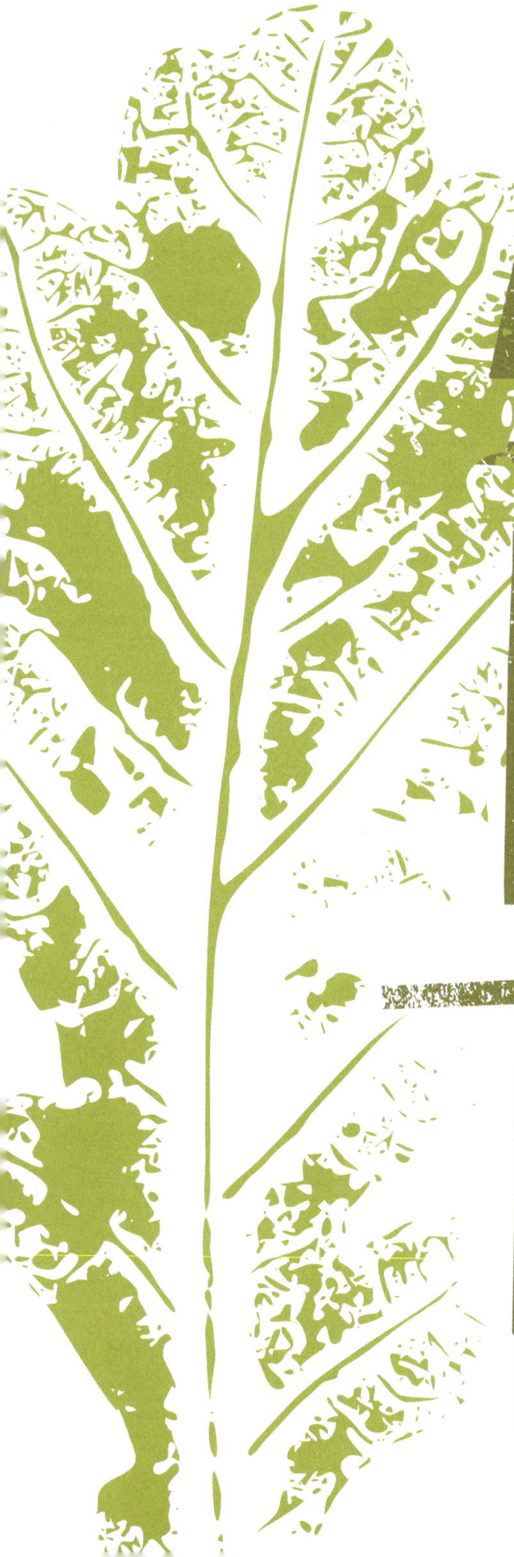

A

B

E

ADLERFARN

Kategorie: Pflanze aus der Familie der *Dennstaedtiaceae*
Botanischer Name: *Pteridium aquilinum*

Beschreibung: Diesen Farn hat wohl jeder schon gesehen. Er wächst in lichten oder halb lichten Wäldern bis 1600 m Höhe und kann mit seinem schwärzlichen, faserigen Rhizom große Flächen besiedeln. Er ist sehr robust und nahezu unsterblich. Auch auf sandigen oder sauren Böden fühlt er sich wohl. Darum ist er in vielen Teilen der Welt und in allen Klimazonen zu finden. Als ausgewachsene Pflanze wird er über einen Meter hoch, unter günstigen Bedingungen kann er auch Höhen bis 3 m erreichen. Dann stellt er andere Pflanzen in den Schatten, die nicht das Glück haben, so schnell zu wachsen. Die Pflanze ist in den allermeisten Fällen giftig, wenn man nicht weiß, zu welcher Zeit und mit welchem Reifegrad man sie pflücken soll!

Erntezeit: Frühjahr

Heilwirkung: Die gesamte Pflanze ist giftig und bietet nur wenige Gründe, sie zu verzehren. Sie enthält Zyanid und soll japanischen Forschern zufolge voller krebserregender Stoffe sein. Andererseits ist der Adlerfarn nährstoffreich. Sein Proteingehalt liegt im Frühjahr bei fast 20 %, sinkt im Laufe des Sommers aber stark ab und beträgt im Spätherbst nur noch etwa 3 %. Umgekehrt steigt sein Anteil an Gerbstoffen, Kieselsäure und Lignin, wodurch die Pflanze zunehmend ungenießbar und uninteressant wird. Dem steht allerdings gegenüber, dass der Zyanidgehalt im Herbst am niedrigsten ist.

Kulinarische Verwendung und Geschmack: Trotz der vielen Kontraindikationen können Sie die sehr jungen, geigenstockförmigen Triebe, die leicht nach Mandeln schmecken, in kleinen

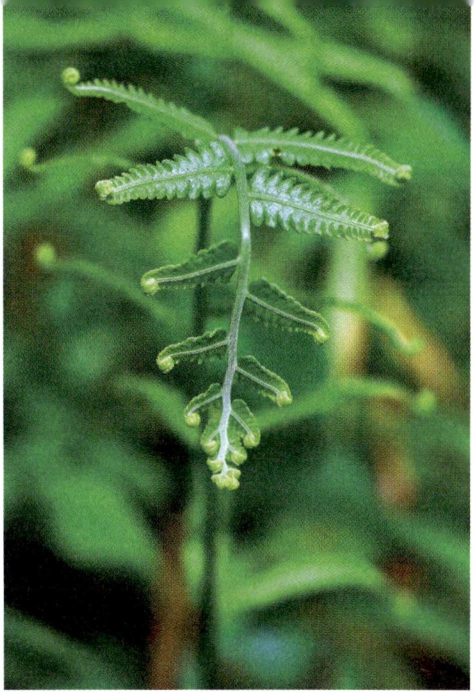

Mengen essen. Aber übertreiben Sie es nicht, sonst drohen Beschwerden. Früher haben die Bauern die Rhizome in Hungerzeiten ausgegraben, getrocknet und gemahlen, um damit das Mehl zum Brotbacken zu strecken.

Weiterer Verwendung: Die Wedel des Adlerfarns eignen sich gut als Dacheindeckung, die saugfähig und manchmal sogar wasserdicht ist. Und da die Farne so reichlich vorhanden sind, kann man mit geringem Aufwand genug für eine weiche Schlafunterlage sammeln.

ACHTUNG: Die Stängel sind sehr scharfkantig, man kann sich an ihnen leicht schneiden. Vorsicht auch vor Zecken, die sich im Frühjahr besonders gerne auf Farnwedeln niederlassen.

ZURÜCKGEKRÜMMTER AMARANT

Kategorie: Krautige einjährige Pflanze aus der Familie der *Amaranthacae*
Weitere Namen: Rauhaariger Amarant, zurückgebogener Fuchsschwanz
Botanischer Name: *Amaranthus retroflexus*

Beschreibung: Auf frisch umgegrabenen Gartenböden oder von Wildschweinen umgebrochenen Feldern mit fruchtbaren, leichten Böden findet man diese über 1 m hohe Pflanze, die ursprünglich aus Nordamerika stammt. Sie trägt bläulich-grüne, wechselständige, gestielte, ovale oder rautenförmige Blätter, die an sonnigen Standorten ganzrandig sind. Ihr Blütenstand ist ährenförmig und behaart und umschließt die Früchte, aus denen sich kleine, schwarz glänzende Samen entwickeln. Der Stängel ist rötlich bis purpurfarben.

Erntezeit:
Blätter: Frühjahr
Samen: Sommer

Heilwirkung: Die Blätter der Pflanze sind reich an Gerbstoffen, Schleimstoffen, den Vitaminen A, B und C sowie Mineralsalzen. Die Samen enthalten viele Proteine, Aminosäuren und Stärke.

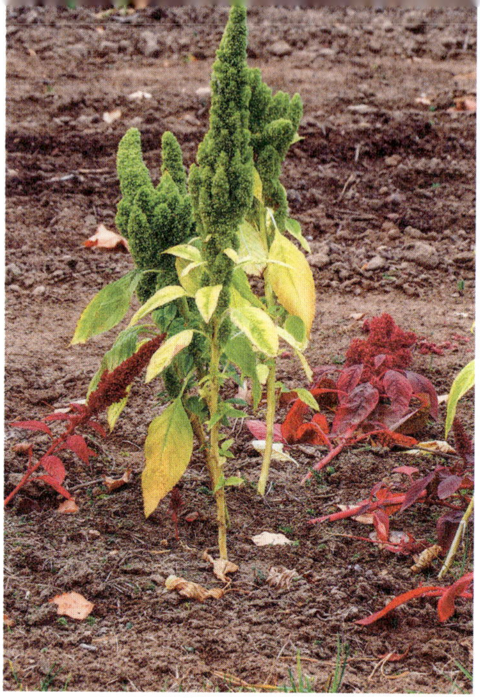

Kulinarische Verwendung und Geschmack: Wie so oft können die sehr jungen Triebe (Blatt und Stängel) roh als Salat gegessen werden. Die Blätter älterer Pflanzen können wie Spinat zubereitet werden. Die Samen kann man leicht rösten oder mahlen und mit Mehl vermischt zu Fladen verarbeiten.

ACHTUNG: Amarant ist nicht giftig, enthält aber Oxalsäure. Diese kann bei zu hoher Aufnahme die Bildung von Nierensteinen begünstigen.

Balsamkraut

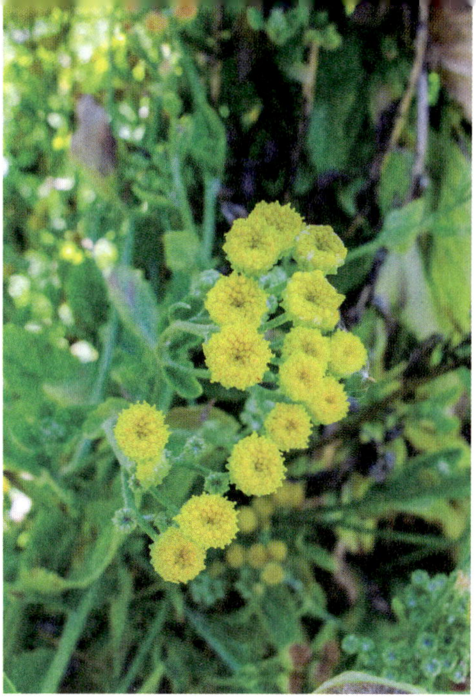

Kategorie: Krautige ausdauernde Pflanze aus der Familie der *Asteraceae*
Weitere Namen: Marienblatt, Frauenminze
Botanischer Name: *Tanacetum balsamita*

Beschreibung: Diese Staude stammt ursprünglich aus dem Kaukasus und Asien. Sie ist äußerst witterungsbeständig und verträgt vor allem Kälte gut. Heute findet man sie in den gemäßigten Regionen Europas, Afrikas und Nordamerikas. Sie kann bis zu 1 m hoch werden und hat einen aufrechten Stängel, auf dem die kleinen, kompakten, gelben Blütenstände sitzen. Die Blätter erinnern an Sauerampfer, sind aber viel heller und gezackt und haben ein leicht seidiges Aussehen. Reibt man sie, verströmen sie einen leichten Minzgeruch, der an Kaugummi erinnert. Das Balsamkraut bildet dichte Teppiche, über denen die Blütenstiele zunächst aufragen und sich später auf den Boden legen, weil sie das Gewicht der Blüten nicht tragen können.

Erntezeit: Im Frühjahr die ganz jungen Blätter ernten, die noch wenig Bitterstoffe enthalten.

Heilwirkung: Die getrockneten Blätter können als Tee gegen Bronchitis und Husten getrunken werden. Sie eignen sich auch als Wurmmittel. Ein öliger Auszug aus den Blättern kann, ebenso wie frisch zerstampfte Blätter, für lindernde Umschläge bei Verbrennungen, Wunden und Prellungen verwendet werden. Sie haben eine beruhigende Wirkung. Manche sagen, dass das Balsamkraut auch stimmungsaufhellend wirkt.

Kulinarische Verwendung und Geschmack: Geschmacklich hat die Pflanze nicht viel zu bieten. Lediglich ihr leicht herbes Minzaroma ist als interessante Note hervorzuheben.

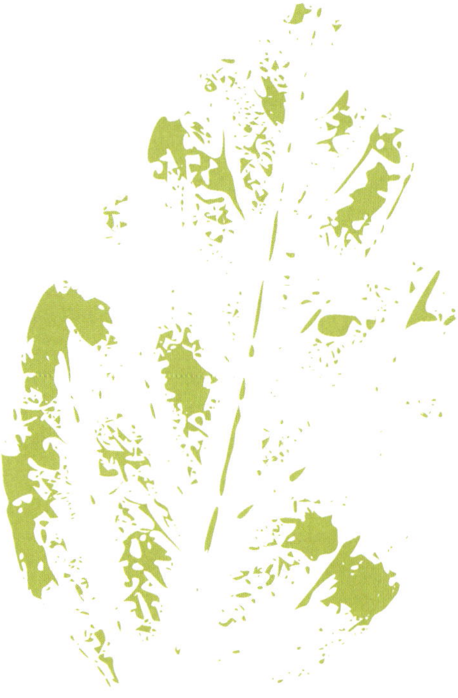

DORN-BAMBUS

Kategorie: Ausdauernde Pflanze aus der Familie der *Poaceae*
Weitere Namen: Bedornter Riesenbambus
Botanischer Name: *Bambusa arundinacea*

Beschreibung: Vielleicht fragen Sie sich, warum Bambus in einem Buch über Survivalpflanzen in Europa auftaucht. Tatsächlich kommt er in unseren Breiten immer häufiger in freier Wildbahn vor. Wegen seiner zahlreichen Arten und Anwendungsmöglichkeiten hat er durchaus einen Platz in diesem Buch verdient. Bambus ist ein einkeimblättriges Gras, das sich von anderen Gräsern durch seine langen, verholzenden, röhrenförmigen und deutlich segmentierten Halme unterscheidet. Aus den unterirdischen Rhizomen erscheinen zunächst Sprosse, aus denen sich die Halme entwickeln. Wie alle Gräser bildet Bambus nur Halme, aber keine Zweige.

Erntezeit: Junge Sprossen im Frühjahr

Heilwirkung: Je nach Sorte haben Bambussprossen remineralisierende und antioxidative Eigenschaften. Sie fördern die Aufnahme von Phosphor in unserem Körper und beschleunigen so den Wiederaufbau von Knorpel und Knochen. Außerdem wirken sie gegen Rheuma und stärken Nägel, Haare und Zähne. Die Halme sind reich an Kieselsäure und Mineralien und lindern Sehnenentzündungen.

Kulinarische Verwendung und Geschmack: Die jungen Sprossen der meisten Bambusarten sind essbar. Wie Spargel sollten sie geerntet werden, sobald sie aus der Erde kommen (maximal 20 cm lang). Die Sprossen am besten morgens mit einer einfachen Bewegung aus dem Handgelenk abbrechen. Ich röste sie gerne (wie Mais) oder koche sie (20 Minuten) in reichlich Wasser, um ihre zarte Bitterkeit etwas zu mildern.

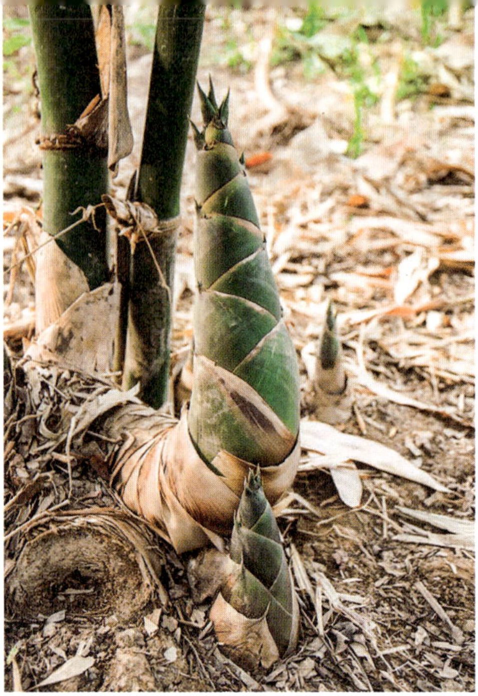

Nach dem Garen können Sie die umhüllenden Blätter entfernen und das weiße, fleischige Innere kleingeschnitten genießen.
Samen: Die Samen einiger Arten kann man zu einem nährstoffreichen Mehl mahlen.
Larven: Im Bambus können sich große weiße Larven befinden. Sie sind essbar und reich an Proteinen. Schauen Sie sich die Pflanzen genau an, und achten Sie auf Löcher in den Halmen.
Trinkwasser: Manchmal fängt sich zwischen den Trennwänden der Halme ein Teil des darin aufsteigenden Wassers. Dann brauchen Sie die Halme nur zu durchbohren, um die wertvolle Flüssigkeit herauszuholen.

Weitere Verwendung: Jede Größe, jeder Durchmesser und jede Länge kann einen Nutzen finden. Teller und Besteck lassen sich leicht aus Bambus herstellen, aber auch Dachbedeckungen, Angelruten, Körbe, Hängematten, Parkett, Papier, Bögen, Fallen und mehr.

WIESEN-BÄRENKLAU

Kategorie: Krautige ausdauernde Pflanze aus der Familie der *Apiaceae*
Weitere Namen: Gemeiner Bärenklau
Botanischer Name: *Heracleum sphondylium*

Beschreibung: Der Wiesen-Bärenklau kommt in Europa bis zu einer Höhe von 2200 m vor, hauptsächlich an Waldrändern oder auf freiem Feld. An sonnigen, aber feuchten Standorten ist er nicht zu übersehen. Der ausdauernde Doldenblütler bildet grundständige Rosetten aus großen, graugrünen, zusammengesetzten und zerklüfteten Blättern und trägt kleinere Blätter an den Stielen. Von Juli bis September erscheinen große weiße Blütenstände auf einem behaarten, hohlen und gerillten Stängel, der maximal 1,50 m hoch werden kann (im Gegensatz zum giftigen Riesen-Bärenklau, der Höhen bis 3 m erreicht). Aus ihnen entwickeln sich die Früchte, die als geflügelte Doppelachänen bezeichnet werden.

Erntezeit: Junge Triebe und Wurzeln im Frühjahr, Samen im Sommer

Heilwirkung: Im Frühjahr ist die Pflanze eine gute Kraftquelle, da sie reich an Proteinen, Kohlenhydraten, Mineralstoffen und Vitamin C ist. Sie können einen Tee zubereiten, der eine harntreibende und blutdrucksenkende Wirkung hat und den Harnstoffgehalt im Blut reguliert. Die Wurzel ist ein wirksames Mittel gegen epileptische Anfälle. Früher wurde sie auch wegen ihrer aphrodisischen Eigenschaften konsumiert.

Kulinarische Verwendung und Geschmack:
Stiele und Wurzeln: Ungeschält schmecken sie säuerlich wie minderwertiger Essig. Wenn Sie hingegen die Stiele schälen, können Sie das Innere roh verzehren: Es ist saftig, knackig und mild wie eine Gurke. Der Duft erinnert an Karotten, der Geschmack hat Anklänge von

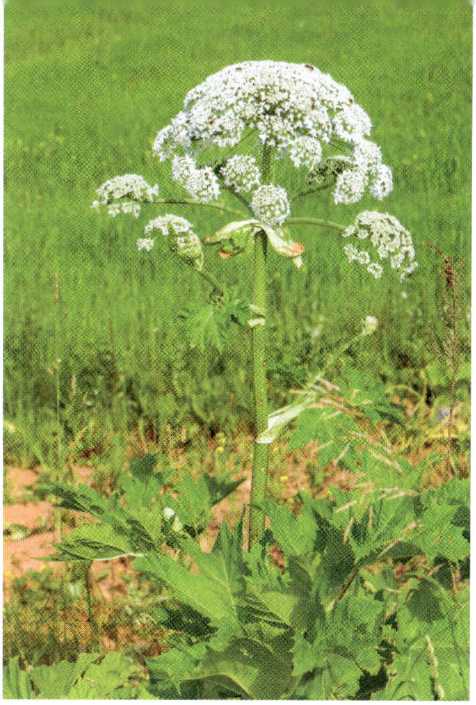

Mandarine und Kokosnuss. Sie können sie auch kochen und wie Gemüse essen.
Wurzeln: Ob roh oder gekocht, der Geschmack ist kräftig und erinnert an Ingwer.
Blätter: Ich gebe gerne junge Blätter als Aromazutat in meine »Survival-Brühe«. Sie eignen sich auch zum Würzen von Fleisch und Fisch.
Samen: Sie schmecken leicht nach bitterer Orange, ähnlich wie Engelwurz.

ACHTUNG: Nicht mit dem Riesen-Bärenklau verwechseln, dessen Saft stark fotosensibilisierend wirkt. Schon die Berührung der Stängel kann verbrennungsähnliche Reizungen verursachen.

BÄRLAUCH

Kategorie: Ausdauerndes Zwiebelgewächs aus der Familie der *Amaryllidaceae*
Weitere Namen: Knoblauchspinat, Waldknoblauch, Hexenzwiebel
Botanischer Name: *Allium ursinum*

Beschreibung: Der Name bezieht sich darauf, dass Bären die Blätter gern fressen, wenn sie aus dem Winterschlaf erwachen. Dem Volksglauben zufolge schützt der Bärlauch das ungeborene Kind, wenn die Mutter die Pflanze in der Tasche trägt. Bärlauch bildet in schattigem, kühlem Unterholz oder an Flussufern große Teppiche. Die Pflanzen werden 20–30 cm groß. Die Blätter ähneln denen von Maiglöckchen, riechen aber nach Knoblauch. Die weißen Blüten mit sechs Hüllblättern erscheinen im zeitigen Frühjahr von April bis Juni.

Erntezeit: Im Frühjahr schmeckt er am besten.

Heilwirkung: Bärlauch ist seit der Jungsteinzeit bekannt und enthält viel Vitamin C. Er wirkt entschlackend, blutdrucksenkend, antiseptisch und soll sogar beim Abnehmen helfen.
Zwiebeln/Knollen: Als Umschlag oder Essenz zur Behandlung von Rheuma und zur Reinigung der Luft in geschlossenen Räumen.
Blätter: Frisch gehackt lindert er akuten und chronischen Durchfall, aber auch Verstopfung, Krämpfe und Darmträgheit.

Kulinarische Verwendung und Geschmack:
Alle Teile sind essbar: Blatt, Blüte und Zwiebel, roh im Salat, gehackt als Gewürz, gegart als Gemüse oder als Sirup (aus der Zwiebel). Sie werden seinen feinen Knoblauchgeschmack und seine kräftige, manchmal leicht süßliche Schärfe zu schätzen wissen.

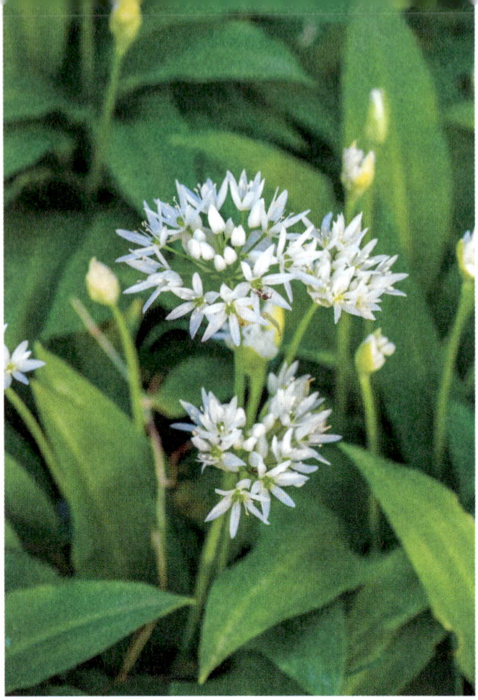

Weitere Verwendung: Die Zwiebeln können zum Färben verwendet werden.

ACHTUNG: Vor der Blüte sieht der Bärlauch dem Maiglöckchen sehr ähnlich, das an denselben Standorten gedeiht, aber sehr giftig ist. Beim Sammeln der Blätter sollte man darum unbedingt zweimal hinschauen.
Es gibt nur ein sicheres Merkmal, um die beiden Pflanzen zu unterscheiden: den zwiebeligen oder knoblauchartigen Geruch des Bärlauchs. Zudem sind die Blätter von Maiglöckchen oft etwas zäher. Wenn man aufmerksam ist, lassen sich die beiden Pflanzen recht gut unterscheiden. Wenn man jedoch größere Mengen Bärlauch in Eile sammelt, kann das schlimme Folgen haben. Problematisch ist außerdem, dass sich der Geruchssinn bei längerem Sammeln an den Knoblauchgeruch des Bärlauchs gewöhnt. In solchen Momenten kann man leicht Fehler machen.
Eine gewisse Verwechslungsgefahr besteht auch mit der Herbstzeitlosen, dem jungen Aronstab oder dem Salomonsiegel, die alle sehr giftig sind.

BEIFUß

Kategorie: Krautige ausdauernde Pflanze aus der Familie der *Asteraceae*
Weitere Namen: Wilder Wermut, Besenkraut, Sonnenwendkraut
Botanischer Name: *Artemisia vulgaris*

Beschreibung: Die Gattung *Artemisia* umfasst über 250 Arten, zu denen beispielsweise Absinth, Estragon und Wermut gehören. Die häufig auf Wegen anzutreffende Pflanze ist weit verbreitet und wächst besonders zahlreich auf nitratreichen Böden. Selbst in Berglagen bis 1800 m Höhe ist der Beifuß zu finden. Seine geraden, manchmal rot gestreiften Stängel können 1–1,5 m hoch werden. Die dunkelbläulich-grünen Blätter haben glatte Oberseiten und flaumige, blassgrüne Unterseiten. Ihr Geruch erinnert an Minze mit einem Anklang von Kampfer.

Erntezeit: Junge Triebe im Frühjahr

Heilwirkung: Der Beifuß ist für seine medizinischen Eigenschaften gut bekannt. Er wirkt stärkend, antianämisch, fördert die Produktion von Gallenflüssigkeit und bekämpft Darmparasiten (Würmer). Zudem lindert er Hitzewallungen und löst die Menstruation aus.

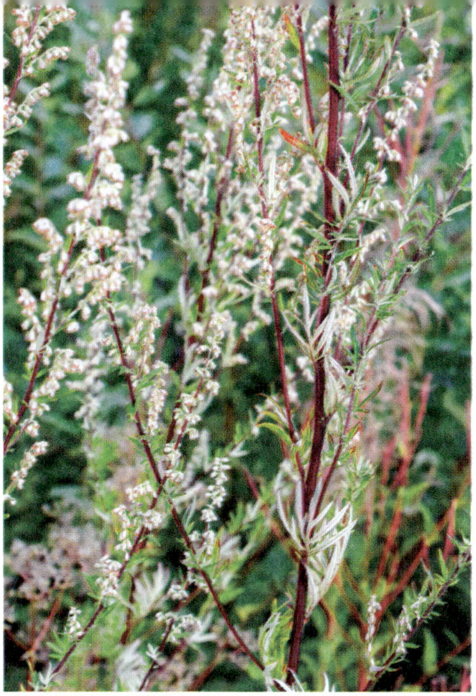

Kulinarische Verwendung und Geschmack: Nur die jungen Triebe sind essbar, und auch sie haben einen intensiv bitteren Geschmack. Darum sollten sie nur als Gewürz verwendet werden (zwei fein gehackte Blätter auf eine Schüssel Salat). Beifuß wird auch zum Würzen von Fleisch und Fisch verwendet. Ich bevorzuge ihn als Aufguss, gemischt mit anderen Kräutern. Die Berber des Hohen Atlas in Marokko verwenden ihn als Bestandteil einer Teemischung, und das ist kein Zufall, denn sein Aroma entfaltet sich bereits, wenn er nur einige Minuten zieht.

ACHTUNG: Kann bei hoher Dosierung epileptische Anfälle begünstigen.

BEINWELL

Kategorie: Krautige ausdauernde Pflanze aus der Familie der *Boraginaceae*
Weitere Namen: Wallwurz, Beinwurz
Botanischer Name: *Symphytum officinale*

Beschreibung: Der Beinwell wächst an Flussufern und in Feuchtgebieten, oft auch am Rande von Pappelwäldern. Blatt und Stängel der Pflanze sind mit feinen Härchen besetzt. Die Blätter bilden im Frühjahr großen Rosetten, aus denen sich im Sommer Stängel von bis zu 80 cm Höhe erheben. An ihren Spitzen tragen sie kleine Gruppen hübscher violetter oder weißer Blüten (auf manchen Bodentypen auch gelb). Die schwarze Wurzel bricht leicht und ist schleimig.

Erntezeit: Die Blätter im Frühjahr vor der Blütenbildung sammeln.

Heilwirkung: Die Blätter sind reich an Gerbstoffen und wirken daher adstringierend, blutstillend, schleimlösend und abführend. Die Schleimstoffe der Wurzeln können Wunden schnell heilen lassen, Verbrennungen und alle Arten von Verletzungen lindern. Früher hieß es, der Beinwell könne sogar Knochenbrüche heilen – daher sein Name. Mit seinem Gehalt an Kieselerde und Kalium beugt der Beinwell Mangelerscheinungen vor.

Kulinarische Verwendung und Geschmack: Der Geschmack hat einen Anklang von Jod und erinnert an Austern. Achten Sie trotzdem darauf, nicht zu viel davon zu essen, da die Pflanze ein Alkaloid enthält, das die Leber belastet. Ich persönlich nehme Beinwell nur zu Heilzwecken zu mir.

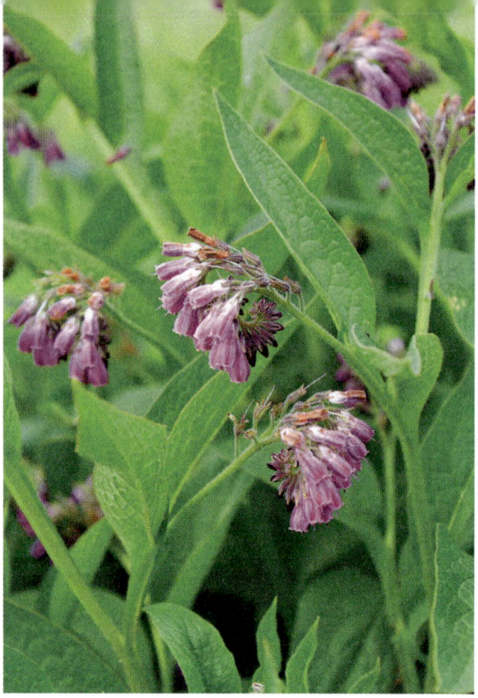

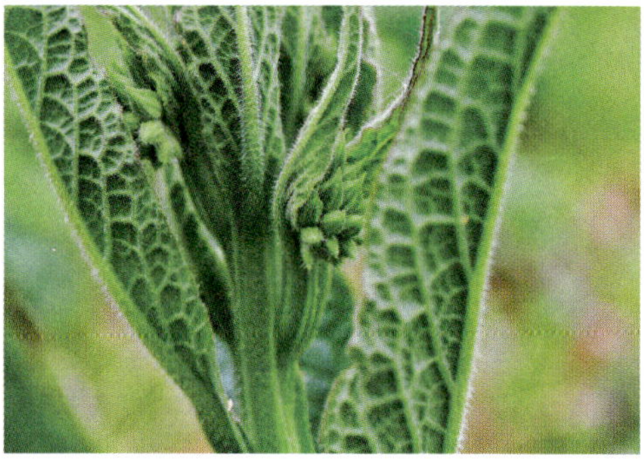

ACHTUNG: Nur in Maßen konsumieren, da Beinwell starke Alkaloide (Pyrrolizidine) enthält, die als leberschädigend gelten.

Berberitze

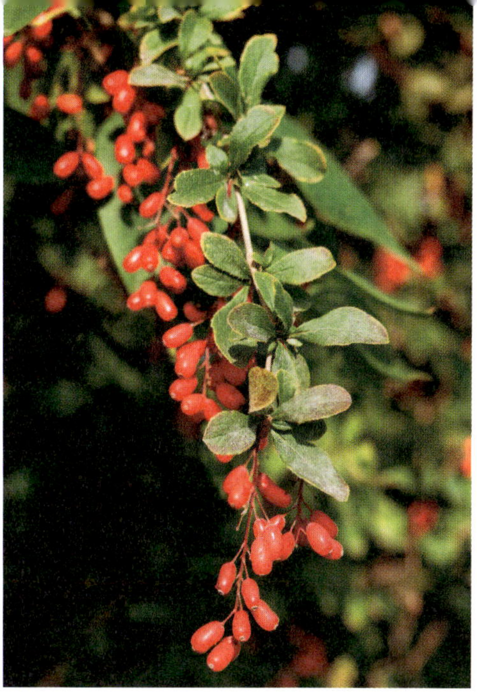

Kategorie: Strauch aus der Familie der *Berberidaceae*
Weitere Namen: Sauerdorn, Essigbeere
Botanischer Name: *Berberis vulgaris*

Beschreibung: Im 19. Jahrhundert wurde diese Pflanze in Teilen Europas systematisch ausgerottet, weil sie Zwischenwirt für die Getreidekrankheit Schwarzrost ist. Zum Glück hat die Art jedoch überlebt und ist heute oft an Hängen mit kalkhaltigen Böden zu finden. Der dornige Strauch, der maximal 3 m hoch wird, hat sommergrüne, wechselständige Blätter. Sie sind oval, fein gesägt und abgerundet bis spitz. Seine Blütenstände bestehen aus Trauben von kleinen gelben Blüten. Aus ihnen entwickeln sich rote, längliche Beeren von etwa 1 cm Länge.

Erntezeit: September (oder etwas früher)

Heilwirkung: Der Strauch enthält leicht giftige Alkaloide. Berberin beispielsweise ist für die gelbe Färbung der Stängel verantwortlich. Die Früchte sind – in angemessenen Mengen verzehrt – trotzdem essbar. Sie stärken das Immunsystem, wirken antimykotisch und antibakteriell und sollen auch Darmbeschwerden regulieren und helfen, Typ-2-Diabetes zu bekämpfen.

Kulinarische Verwendung und Geschmack: Kurz vor ihrer Reife, im September, sind die Früchte weniger giftig und daher viel besser essbar! Sie können sie direkt vom Baum verzehren oder ein Kompott daraus zubereiten. Ich pflücke sie auch gerne noch grün, zerdrücke sie und verwende sie als Gewürz, weil ich ihren kräftig säuerlichen Geschmack mag.

HÄNGE-BIRKE

Kategorie: Baum aus der Familie der *Betulaceae*
Weitere Namen: Sandbirke, Weißbirke, Warzenbirke
Botanischer Name: *Betula pendula*

Beschreibung: Die Hängebirke wächst auf nährstoffarmen, sandigen und feuchten Böden in Höhen von 0–2000 m. Sie ist eine der am häufigsten vorkommenden Birkenarten. Sie bevorzugt regenreiche Gebiete und verträgt auch arktisches Klima. Als Pionierpflanze sorgt sie dafür, dass sich Wälder ausdehnen können. Je rauer das Klima und die Bedingungen sind, desto länger lebt sie. Die Birke ist an ihrer weißen, glatten und fast glänzenden Rinde zu erkennen. Sie hat kleine, hellgrüne Blätter, die sich im Herbst leuchtend gelb färben.

Erntezeit: Frühjahr.

Heilwirkung:
Saft: Remineralisierend
Rinde: Sie wirkt harntreibend, antirheumatisch und hilft bei allen Arten von Hautinfektionen. Für einen Absud 4 Teelöffel Rinde und Blätter in 1 Liter Wasser 5 Minuten kochen, dann 10 Minuten ziehen lassen. Birkenrinde enthält Betulinsäure, die bestimmten Krebsarten vorbeugen soll.
Knospen, getrocknete Rinde und Blätter: Als Absud oder Tee wirken sie entschlackend.
Blätter: Getrocknet und zu Pulver zerstoßen unterstützen sie die Nierentätigkeit und regen die Verdauung an.

Kulinarische Verwendung und Geschmack: Im Frühjahr, wenn der Saft der Bäume aufsteigt, kann man den Saft der Birken zapfen. Von einem großen Baum mit entsprechendem Stammdurchmesser können Sie jeden Tag mehrere Deziliter gewinnen.

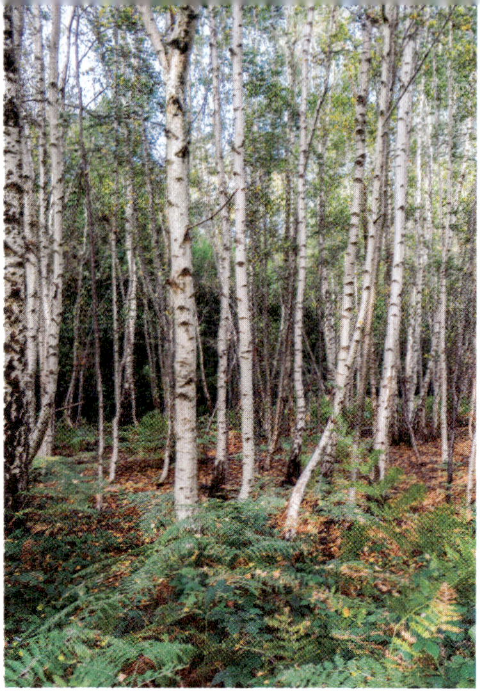

Weitere Verwendung: Die Birkenrinde lässt sich leicht ablösen, sie ist dünn, gleichmäßig und formbar. Sie wird zur Herstellung von Gegenständen aller Art und zum Gerben von Häuten verwendet.
Klebstoff: Birkenpech ist ein sehr starker Klebstoff. Man gewinnt es durch trockene Destillation (Pyrolyse) von Birkenrinde.
Feuer: Die Birke brennt leicht und hinterlässt nur wenig Asche. Sie eignet sich hervorragend zum Erhitzen von Steinen, mit denen Essen gegart, aber nicht durch Asche verunreinigt werden soll. Die Rinde dient als Zunder, um das Feuer zu entfachen und die erste Flamme am Leben zu erhalten.
Birkenpechöl: ein hervorragendes Mückenschutzmittel.

Blasentang

Kategorie: Braunalge aus der Familie der *Fucaceae*
Weitere Namen: Meereseiche, Höckertang
Botanischer Name: *Fucus vesiculosus*

Beschreibung: Der Blasentang kommt im Atlantik und Pazifik, in der Nordsee und in geringem Umfang in der Ostsee vor. Die Alge wird etwa 30 cm lang; Gasbläschen verleihen ihr Auftrieb im Wasser. Stücke, die sich losreißen, treiben mit der Strömung und verankern sich mit einer Haftplatte am Untergrund. Eine Schleimschicht sorgt dafür, dass die Alge bei Ebbe nicht austrocknet.

Erntezeit: Ganzjährig bei Ebbe. Auch angeschwemmter Blasentang kann verwendet werden.

Heilwirkung: Schon die Römer wussten, dass Umschläge mit Blasentang ein wirkungsvolles Mittel zur Linderung von Gelenkschmerzen und Muskelverspannungen sind. Außerdem fördert der Blasentang die Verdauung und besitzt eine abführende Wirkung. Er ist ein hervorragender Appetitzügler (in Überlebenssituationen immer nützlich). Hinzu kommt, dass diese Braunalge alle Arten von Entzündungen lindern kann, den Körper mit Mineralien, Vitaminen und Spurenelementen versorgt, trockene Haut und Schuppenflechte, Asthmaanfälle und Probleme im Zusammenhang mit Schilddrüsenstörungen lindert und in gewissem Rahmen auch Hilfe bei anderen geistigen und körperlichen Problemen bringen kann. Kurzum: Ein Allheilmittel.

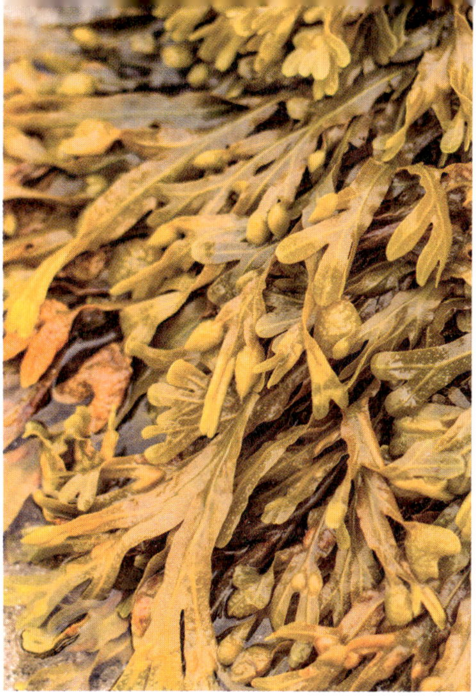

Kulinarische Verwendung und Geschmack: Diese Braunalge hat einen sehr intensiven Geruch und einen zumindest gewöhnungsbedürftigen Geschmack. Von Genuss sollte man in diesem Zusammenhang vielleicht nicht sprechen. Immerhin ist sie essbar, sollte aber mit anderen Lebensmitteln kombiniert werden.

ACHTUNG: Nur in maßvollen Mengen verzehren, denn der Blasentang kann wegen seines hohen Jodgehalts bei Überdosierung zu Unwohlsein und Schilddrüsenbeschwerden führen.

Borretsch

Kategorie: Einjährige krautige Pflanze aus der Familie der *Boraginaceae*
Weitere Namen: Gurkenkraut
Botanischer Name: *Borago officinalis L.*

Beschreibung: Diese behaarte, bis 60 cm hohe Pflanze fällt mit ihren graugrünen, glattrandigen, gefältelten Blättern ins Auge. Die Blüten mit je fünf Kronblättern erscheinen von März bis September in kleinen Gruppen. Der Borretsch bevorzugt trockenen, leichten Boden in sonniger Lage, beispielsweise an Straßenrändern, am Rande von Gärten oder auf Ödland. Er ist in Süd- und Mitteleuropa in Höhen bis 1800 vertreten.

Erntezeit: Junge Blätter und junge Blüten im Frühjahr ernten.

Heilwirkung: Als Tee wirken Blätter und Blüten schleimlösend, entschlackend, erweichend und hustenstillend. Die Schleimstoffe der Pflanze lindern Entzündungen der Schleimhäute. Sie ist reich an Vitamin A, B_1 und B_2, Kalzium, Phosphor, Eisen, Natrium und Magnesium. Durch ihren Gehalt an Kaliumnitrat wirkt die Pflanze harntreibend und hilft gegen einen Kater nach Alkoholgenuss. Die Samen (schwer zu ernten) sind reich an Omega-6-Fettsäuren. Wenn es Ihnen gelingt, aus ihnen Öl zu pressen, erhalten Sie ein Produkt, das bei lokaler Anwendung bei Herpes, Ekzemen und Hauterkrankungen eine beruhigende Wirkung hat. Frisch verzehrt fördern die jungen Blätter die Verdauung.

ACHTUNG: Nur in geringen Mengen verzehren. Die Pflanze enthält Alkaloide, die im Verdacht stehen, das Risiko für Lebertumore zu erhöhen.

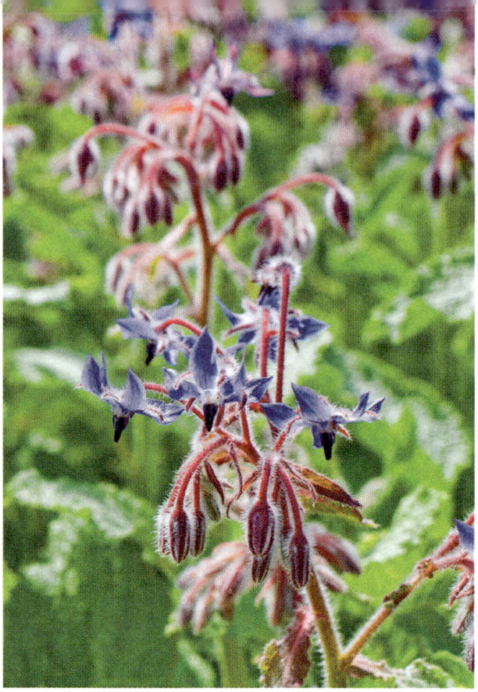

Kulinarische Verwendung und Geschmack: Borretsch kann roh oder gegart als Würze für andere Speisen verwendet werden. Der Geschmack der Blätter erinnert an Gurken, während die Blüten einen Anklang von Jod haben und ein wenig wie Austern schmecken.

Breitwegerich

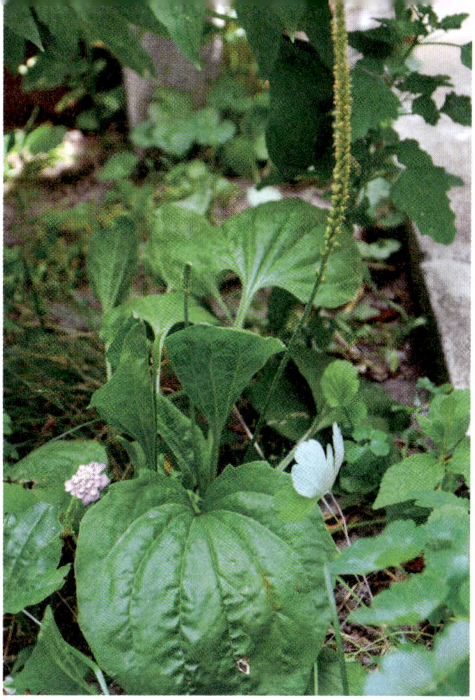

Kategorie: Krautige ausdauernde Pflanze aus der Familie der *Plantaginaceae*
Weitere Namen: Großer Wegerich, Rippenblatt, Mausöhrle
Botanischer Name: *Plantago major*

Beschreibung: Die heimische Pflanze wächst auf Höhen bis 2300 m Höhe auf Wiesen, an Wegrändern, auf Brachland und auf Bürgersteigen in Städten – ich habe sie sogar schon in Rissen im Asphalt gesehen. Die einfachen, glattrandigen Blätter bilden Rosetten mit einem Durchmesser von 10–30 cm, in deren Mitte die grünlichen oder braunen Blütenrispen erscheinen. Die Blätter sind außergewöhnlich elastisch, was man spürt, wenn man ein Blatt vorsichtig dehnt. So kann die Pflanze verschiedensten Angriffen standhalten. Der Breitwegerich gilt als lästiges Unkraut, ist aber recht nützlich.

Erntezeit: Spätes Frühjahr

Heilwirkung:
Ganze Pflanze: Die Pflanze enthält Gerbstoffe, Flavonoide und Schleimstoffe. Apigenin, Phenolsäuren und Iridoid verleihen ihr entschlackende, harntreibende, blutstillende, entzündungshemmende, wundheilende und antiallergische Eigenschaften.
Samen: Die reifen, getrockneten Samen kann man mit reichlich Flüssigkeit als Abführmittel verwenden. Sie quellen im Darm auf, lockern den Stuhl und erhöhen sein Volumen.
Blätter: Frische Blätter können zerkleinert als Umschlag verwendet werden, um Insektenstiche (Mücken), Brennnesselreizungen oder Blasen zu lindern. Notfalls kann man die gereizte Haut einfach mit einem leicht gequetschten Blatt abreiben. Ich persönlich lege bei scheuernden oder drückenden Schuhen ein Wegerichblatt direkt auf die Haut des Fußes, ähnlich wie eine zweite Haut oder ein Pflaster, um Blasenbildung zu vermeiden. In früheren Zeiten benutzte man den mit Wasser verdünnten Saft der Blätter als Augentropfen.
Wurzeln: Umschläge mit zerkleinerten Wurzeln haben eine infektions- und entzündungshemmende Wirkung auf die Atemwege und können auch Hauterkrankungen lindern.

Kulinarische Verwendung und Geschmack:
Sehr junge Blätter: Sie können roh in Salaten gegessen oder gekocht werden. Sobald die Pflanze etwas älter wird, schmecken die Blätter bitter.
Stängel: Ich pflücke die Stängel mit den Samenständen gern, wenn sie noch grün sind, und knabbere sie roh! Sie sind zart und frisch und haben einen köstlichen, feinen Geschmack, der an Pilze erinnert.
Samen: Später in der Saison können die reifen Samen gesammelt und als nährstoffreiche Zutat für Speisen verwendet werden.

BRENNNESSEL

Kategorie: Krautige ausdauernde Pflanze aus der Familie der *Urticaceae*
Weitere Namen: Große Brennnessel, gemeine Brennnessel
Botanischer Name: *Urtica dioica*

Beschreibung: Diese verbreitete Wildpflanze kennt jeder. Sie wächst überall dort, wo der Boden nitratreich und feucht ist, auch am Rand von Kompost- und Misthaufen. Ihre kriechenden Wurzeln bilden ein ausgedehntes Netz, aus dem die oberirdischen Teile in Horsten austreiben. Sie erreichen leicht eine Höhe von mehr als 1 m. Männliche und weibliche Blüten stehen an separaten Pflanzen. Die kreuzgegenständigen Blätter sowie die Stängel sind mit Brennhärchen besetzt, die Hautreizungen verursachen.

Erntezeit: Junge Blätter und Triebe ganzjährig, auch mit Blüten. Handschuhe anziehen!

Heilwirkung: Die Brennnessel ist reich an Eisen, Magnesium, Kalium, Silizium, Vitamin A und C und vor allem an pflanzlichen Proteinen. Sie wirkt blutungsstillend, adstringierend, blutzuckersenkend und blutreinigend. Meiner Meinung nach ist sie eine der wertvollsten Wildpflanzen in unserer Natur, auf die man gerade in Überlebenssituationen nicht verzichten sollte.
Wurzeln: Ein Absud wirkt harntreibend und lindert rheumatische Beschwerden.
Blätter: Geeignet für Umschläge bei Ekzemen und anderen Hautkrankheiten. Ein Tee aus getrockneten Blättern wirkt stärkend bei Anämie.

Kulinarische Verwendung und Geschmack: Die Blätter schmecken am besten, wenn man sie jung und zart pflückt. Triebspitzen sollen vor der Blüte geerntet werden. Wer junge Blätter roh essen möchte, sollte darauf achten, sie von unten abzureißen, dann zusammenfalten und sehr fest

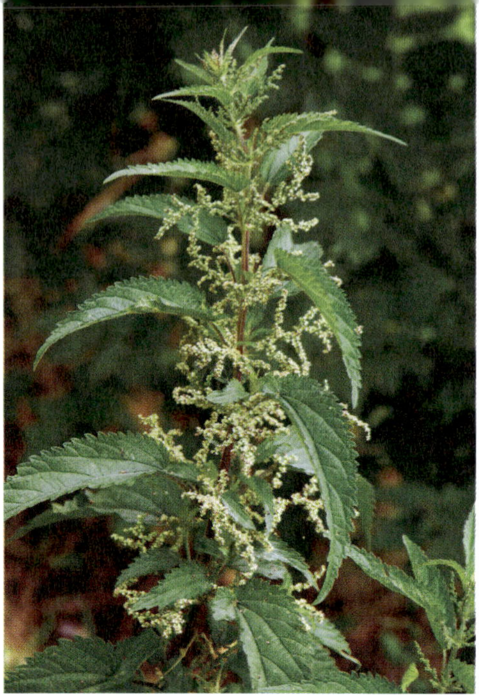

aufrollen, um die Brennhärchen zu zerdrücken. Dann brauchen Sie die Blätter nur noch kräftig zu kauen. Ihr Geschmack erinnert an Gurke. Alternativ können Brennnesseln gegart werden. Dabei werden die Brennhärchen neutralisiert, und sie schmecken wie Spinat oder grüne Bohnen. Auch der grünliche Saft ist geschmacklich nicht uninteressant.

Weitere Verwendung: Aus den langen schwarzen Stängeln kann man stabile Seile herstellen. Dafür werden die Stängel mehrmals geschlagen, gekämmt, gewässert und getrocknet. Danach können die Fasern miteinander verdreht werden. Es macht viel Arbeit, ein Seil von mehreren Metern Länge herzustellen, aber das Ergebnis kann sich sehen lassen.

BROMBEERE

Kategorie: Strauch aus der Familie der *Rosaceae*
Weitere Namen: Kratzbeere, Kroatzbeere
Botanischer Name: *Rubus fruticosus*

Beschreibung: Diese aus Eurasien stammende, mehrjährige Pflanze, die bis in 1600 m Höhe vorkommen kann, ist äußerst zäh und widerstandsfähig. Sie kann invasiv werden und auf Böden aller Art große Dickichte bilden. Die größten Exemplare sind am Wegrand oder auf freiem Feld zu finden. Die langen, geschmeidigen Triebe können mithilfe ihrer Stacheln, die ihnen auch als Fraßschutz dienen, in andere Pflanzen klettern und Höhen von mehr als 3 m erreichen. Es gibt eine Reihe von Unterarten, die alle essbare Früchte tragen. Die Blüten erscheinen an den Enden zweijähriger Triebe. Aus ihnen entwickeln sich Früchte, die in der Vollreife bläulichschwarz sind. Füchse fressen die Früchte ausgesprochen gern. Aber die Brombeere hat mehr zu bieten als nur ihre Früchte!

Erntezeit: Früchte im August und September

Heilwirkung: Die säuerlichen Früchte sind reich an Vitamin A und B_3 sowie an Eisen und Pektin. Ihr Saft lindert Halsschmerzen. Ein Tee aus Brombeerblüten wird traditionell gegen starke Menstruation eingesetzt, wirkt aber wegen des hohen Gehalts an Gerbstoffen und Flavonoiden auch gegen Aphten, Halsschmerzen oder Halsentzündungen. Ein Aufguss aus Brombeerblättern ist hilfreich bei Durchfall.

Kulinarische Verwendung und Geschmack: Die süß-säuerlichen reifen Brombeeren schmecken ausgezeichnet, aber auch die jungen Knospen sind essbar. Sie schmecken etwas bitterer als die Früchte und können roh oder gekocht mit anderen Lebensmitteln kombiniert

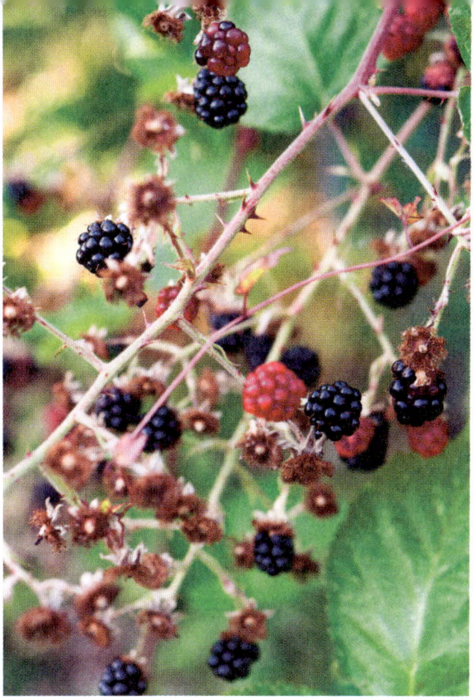

werden. Die Wurzeln können wie anderes Wurzelgemüse zubereitet werden, allerdings kostet es etwas Anstrengung, sie auszugraben.

Weitere Verwendung:
Triebe: Sie können für die Herstellung von Körben und anderen Behältern verwendet werden. In der Dordogne und auf Korsika hat die Herstellung von Korbwaren aus Brombeerruten eine lange Tradition.
Stacheln: Sie können als Angelhaken für Fische verwendet werden, für die keine sehr kleinen, feinen Haken notwendig sind. Auch als Pfeilspitzen für die Jagd auf kleine Tiere sind sie geeignet.
Rinde gerader Triebe: Die Rinde gerader Triebe kann man mit relativ geringem Aufwand flechten und zu festen, langen Bändern oder Schnüren verarbeiten.

Brunnenkresse

Kategorie: Ausdauernde krautige Pflanze aus der Familie der *Brassicaceae*
Weitere Namen: Wasserkresse
Botanischer Name: *Nasturtium officinale*

Beschreibung: Die Brunnenkresse ist eine Wasserpflanze, die in unseren Flüssen, Tümpeln und Teichen existieren kann, ohne irgendeinen Halt an Land oder auf dem Grund des Wassers zu haben. Man findet sie überall in Europa, Asien, Nordafrika und im Nahen Osten in Höhen bis 2400 m. An Quellen, die nicht vollständig zufrieren, haben Sie die besten Chancen, eine gute Ernte zu erzielen, denn die Pflanze braucht klares, flaches, nicht saures Wasser mit einer schwachen Strömung, um gut zu gedeihen. Die Brunnenkresse bildet unter Wasser kriechende Triebe und hohle Stängel, die sich an der Oberfläche ausbreiten und an ihren Enden aus dem Wasser ragen. Sie kann invasiv werden ganze Feuchtgebiete bedecken. Die unpaarig gefiederten Blätter haben einen langen Stiel und glänzen dunkelgrün. Das Blatt an der Spitze ist meist etwas größer als die anderen.

Erntezeit: Junge Blätter können ganzjährig geerntet werden.

Heilwirkung: Diese Pflanze ist außergewöhnlich reich an Natrium, Eisen, Magnesium, Zink und Kalzium. Sie enthält ein Schwefelderivat, dem eine krebshemmende Wirkung nachgesagt wird, sowie Provitamin A, das die Zellvermehrung anregt. Sie liefert außerdem Vitamin C, das die Abwehrkräfte Ihres Körpers stimuliert, sodass er bakteriellen und viralen Angriffen besser standhalten kann.
Vitamin B_9: Unterstützt die Entwicklung aller Nervenzellen, der Leber, des Darms, der Haut und der roten Blutkörperchen.

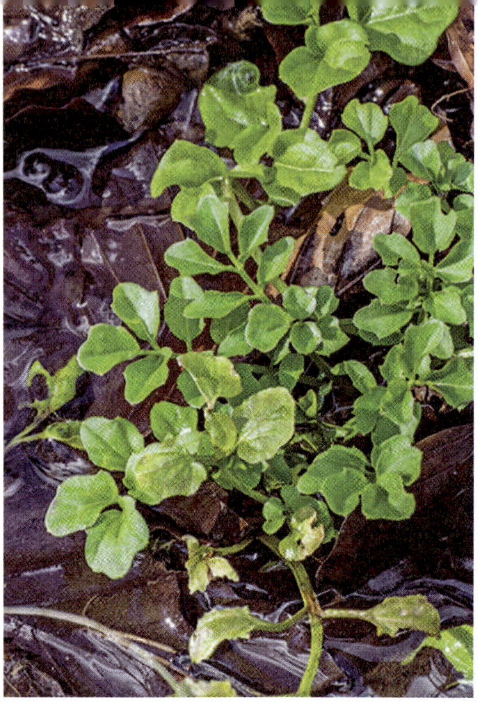

Vitamin B_{12}: Bekämpft Anämie.
Vitamin E: Stimuliert die Immunabwehr des Körpers.
Vitamin K: Wirkt sich auf die Blutgerinnung aus und hält Ihre Knochen stark und gesund.

Kulinarische Verwendung und Geschmack: Roh hat Brunnenkresse einen scharfen Geschmack, der an Radieschen erinnert. Brunnenkresse kann allerdings mit Eiern des Fuchsbandwurms kontaminiert sein, dessen Larven beim Menschen Leberschäden verursachen können. Wer sicher gehen will, gart die Brunnenkresse wie Spinat.

EBERESCHE

Kategorie: Baum aus der Familie der *Rosaceae*
Weitere Namen: Vogelbeerbaum
Botanischer Name: *Sorbus aucuparia*

Beschreibung: Dieser Baum erreicht meist Höhen um 7 m, kann in Einzelfällen aber bis zu 15 m groß werden. Er wächst oft am Rande von Fichtenwäldern, aber ich habe ihn auch in der Nachbarschaft von Eichen und Kastanien angetroffen. Früher wurden Ebereschen gelegentlich von Landwirten gepflanzt, um Amseln anzulocken und sie leichter jagen zu können. Heute findet man Ebereschen in gemäßigtem Klima auf Höhen bis 1500 m, auch auf felsigen Böden. Die Blätter ähneln denen der Robinie, sind aber fein gezähnt und tragen auf der Unterseite einen feinen, manchmal silbrigen Flaum. Die Eberesche ist mit dem Speierling verwandt.

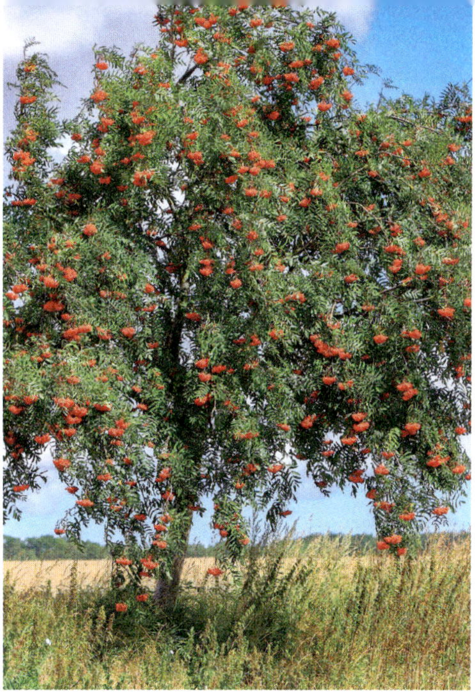

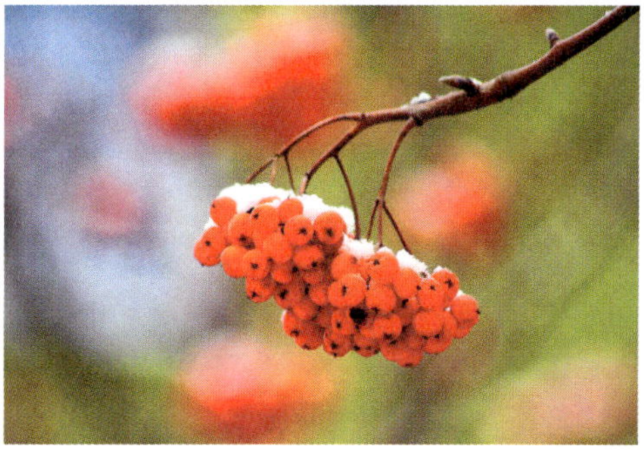

Erntezeit: Ab dem ersten Frost im Herbst oder Winter

Heilwirkung: Die rohen Früchte der Eberesche wirken adstringierend. Ein Absud wird zur Linderung von Heiserkeit verwendet, außerdem wirkt er abführend und harntreibend.

Kulinarische Verwendung und Geschmack: Sie müssen geduldig sein und mit der Ernte warten, bis die Früchte der Eberesche rot und voll ausgereift sind. Unreife Früchte sind giftig, da sie Sorbinsäure, Apfelsäure und Parasorbinsäure enthalten. Genießbar werden die herben Früchte erst nach dem ersten Frost. Dann kann man sie roh verzehren oder ein Kompott daraus kochen.

Weitere Verwendung: Traditionell wurden die Früchte als Köder verwendet, um Vögel zu fangen, vor allem Amseln.

EFEU

Kategorie: Immergrüne Kletterpflanze aus der Familie der *Araliaceae*
Weitere Namen: Baumwinde, Eppich
Botanischer Name: *Hedera helix*

Beschreibung: Egal, ob die Frucht weiß oder schwarz ist, ob der Efeu an einem Baumstamm kriecht oder am Boden wächst, gehen Sie kein Risiko ein und halten Sie sich an die einfache Formel: Efeu ist giftig. Er kommt in den gemäßigten Regionen der nördlichen Halbkugel vor und bildet kletternde oder kriechende Triebe, die bis 100 m lang werden können. Die Pflanzen können an der Basis einen Durchmesser von 40 cm haben, mehrere Jahrhunderte alt werden und sich bis in die Wipfel der höchsten Bäume hocharbeiten. Efeu kann sich an viele Witterungsbedingungen anpassen, von Trockenheit bis zu starkem Regen. Er gedeiht in Küstennähe wie auch in den Bergen bis 1200 m. Die Blätter sind dunkelgrün, wechselständig und ledrig. Sie sind immergrün (sie fallen alle sechs Jahre ab) und haben je nach ihrer Funktion für die Pflanze unterschiedliche Formen. Die behaarten Triebe bilden Haftwurzeln, mit denen sich der Efeu an jedem Untergrund festhalten kann. Im Gegensatz zur Mistel ist der Efeu kein Baumparasit. Im Winter bietet sein immergrünes Blattwerk vielen Vögeln und Insekten Lebensraum.

Erntezeit: Ganzjährig

Heilwirkung: Das Holz und die Blätter dieser Liane enthalten Saponine, Flavonoide, Chlorogensäure und Kaffeesäure. Er wird als Heilmittel gegen Bronchialerkrankungen eingesetzt. Wegen seiner toxischen Inhaltsstoffe ist es aber wichtig, sich vor der innerlichen Anwendung genauestens zu informieren.

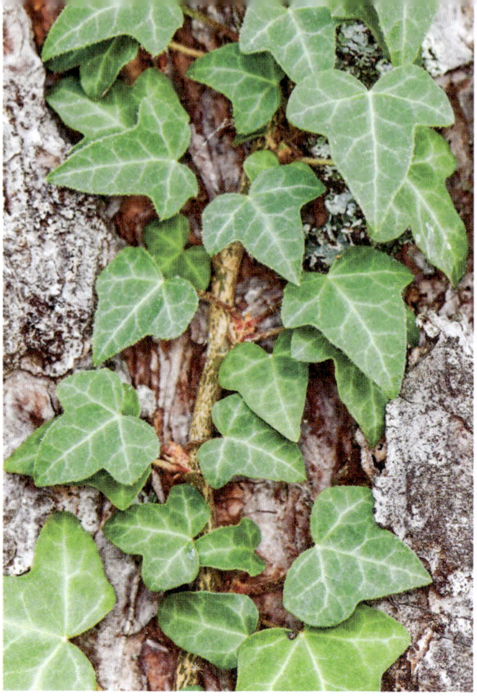

ACHTUNG: Efeu ist giftig!

Weitere Verwendung:
Feuer: Efeu eignet sich hervorragend, um Glut zu entfachen und Feuer anzuzünden. Sie benötigen dafür einen toten, trockenen, eventuell von Insekten befallenen Trieb von mindestens 3 cm Stärke. Entfacht wird das Feuer durch Reibung (siehe Hasel).
Waschmittel: Aus Efeublättern kann man ein Waschmittel herstellen. Dafür die Blätter fein pürieren, mit Wasser (möglichst kalkfrei) übergießen und 10 Minuten kochen. Dann vom Herd nehmen und einen Tag lang ziehen lassen. Anschließend die Mischung filtrieren und in Flaschen abfüllen. Dann kann die Flüssigkeit wie ein herkömmliches Waschmittel verwendet werden.

Eibe

Kategorie: Immergrüner Nadelbaum aus der Familie der *Taxaceae*
Botanischer Name: *Taxus baccata*

Beschreibung: Eiben sind in unseren Wäldern selten geworden. In prähistorischer Zeit gab es große Bestände, doch in der Antike und im Mittelalter wurden die Bäume durch die Menschen gnadenlos dezimiert. Das hatte zwei Gründe: Die Pflanzen waren giftig für Nutzvieh, und das Holz wurde für die Herstellung von Bögen hoch geschätzt. Heute findet man noch größere Bestände in Südengland und Belgien, ansonsten sieht man sie seltener. Die Eibe kann über 20 m hoch werden. Sie wächst wie eine schlanke Tanne oder breit wie eine Eiche, je nach Standortbedingungen und Konkurrenz mit Nachbarpflanzen um das Licht. Ihre Rinde ist dünn, schuppig, braun bis rötlich. Ihre Zweige sind im ersten Jahr sehr biegsam und versteifen sich dann. Die 2–4 cm langen dunkelgrünen Nadeln sind abgeflacht und weich. Die Blüten der männlichen Bäume produzieren im Frühjahr Pollen. Die weiblichen Bäume tragen im Herbst rote, leicht durchscheinende Früchte von der Größe einer kleinen Olive, in denen sich ein schwarzer Samen befindet.

Erntezeit: September

Heilwirkung: Alle Teile der Eibe sind giftig, ausgenommen das Fruchtfleisch. Die Rinde, die Nadeln, der Saft, die Wurzeln und der Samen der Früchte enthalten hochgiftige Alkaloide. Aber wie so viele Gifte kann es auch als Heilmittel eingesetzt werden. Forscher haben festgestellt, dass der Inhaltsstoff Paclitaxel (Taxol) gegen Brust-, Magen-, Kopf- und Kehlkopfkrebs, Prostata- und Lungenkrebs und andere Krebsarten eingesetzt werden kann. Allerdings müssen für 1 kg Taxol

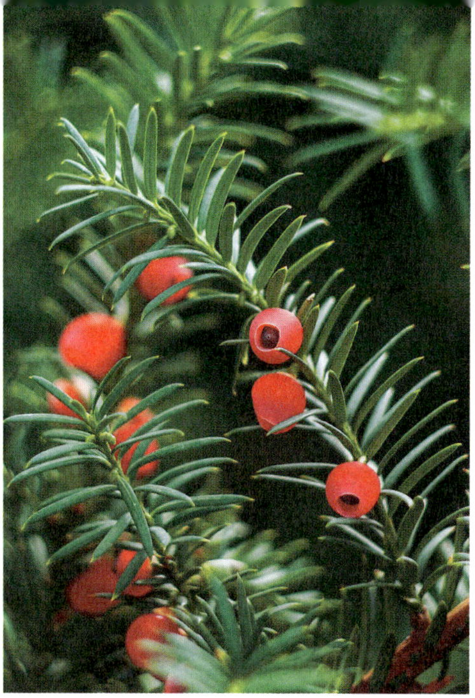

mehr als 7000 Bäume gefällt werden. Für die Selbstmedikation in Überlebenssituationen ist dies keine Option.

Kulinarische Verwendung und Geschmack:
Die roten Früchte können direkt vom Baum gegessen werden, sofern man genau darauf achtet, die darin enthaltenen giftigen, schwarzen Samen auszuspucken.

ACHTUNG: Das Gift der schwarzen Samen ist tödlich.

Weitere Verwendung:
Bogenbau: Für mich ist es das beste Holz, um einen Bogen zu bauen, der seinem Namen Ehre macht! Nicht umsonst hatten die Griechen, die Gallier und die Bogenschützen des Mittelalters inclusive Robin Hood einen Bogen aus Eibenholz! Es ist verrottungsfest, robust und stabil und besitzt trotz seiner hohen Dichte eine gute Biegsamkeit.
Der Saft des Baums kann als Pfeilgift verwendet werden.

KERMES-EICHE

Kategorie: Kleiner Baum oder Strauch aus der Familie der *Fagaceae*
Weitere Namen: Stech-Eiche
Botanischer Name: *Quercus coccifera*

Beschreibung: Die Kermes-Eiche ist im Vergleich zu anderen Eichen zierlich. Ausgewachsen erreicht sie eine Höhe von nur wenigen Metern. Man findet sie in trockenen Regionen, rund um das Mittelmeer, in Nordafrika und im Nahen Osten, sie kommt aber auch in kühleren Gebieten vor. Trockene Standortbedingungen verträgt sie sehr gut. Ihre Zweige wachsen sehr dicht und sind mit einer dünnen, dunklen Rinde bedeckt, die fein rissig ist. Die Blätter sind glänzend grün und ähneln mit ihrer Eiform und den stacheligen Rändern dem Ilex. Die Blätter bleiben etwa zwei Jahre am Strauch und fallen nicht gleichzeitig ab, sodass der Eindruck entsteht, der Baum sei immergrün. Die blassgelben Blüten erscheinen im Frühjahr (April bis Mai). Aus ihnen entwickeln sich kleine, fast stiellose, runde Eicheln. Sie stecken zur Hälfte in einem Fruchtbecher, der von kleinen, rauen, steifen Schuppen bedeckt ist.

Erntezeit: Herbst

Kulinarische Verwendung und Geschmack:
Man kann die Eicheln aus den Fruchtbechern lösen, schälen, rösten und mahlen, um einen Kaffeeersatz mit aufmunternder Wirkung zu erhalten. Geschmacklich ist er Kaffee aber weit unterlegen.

Weitere Verwendung: Rinde und Wurzeln sind sehr reich an Tanninen. Wenn man sie auskocht, kann man den Sud zum Gerben von Tierhäuten verwenden.

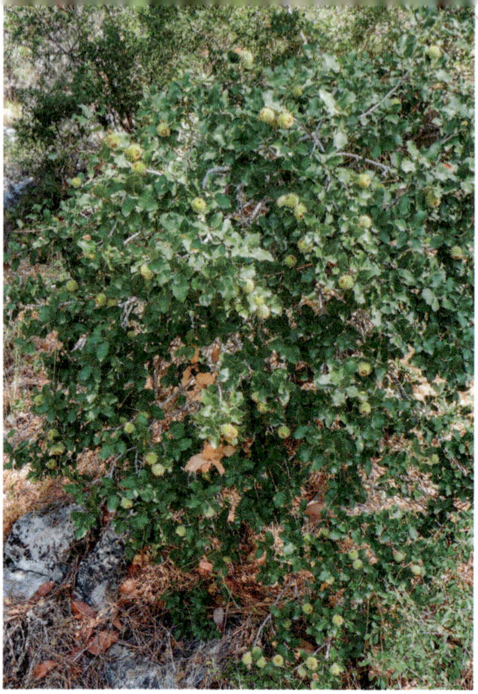

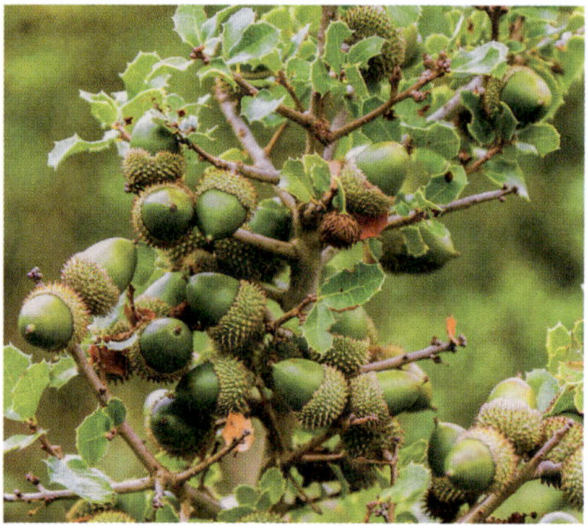

STIEL-EICHE

Kategorie: Sommergrüner Baum aus der Familie der *Fagaceae*
Weitere Namen: Sommereiche, Deutsche Eiche
Botanischer Name: *Quercus robur*

Beschreibung: Diese Eiche wächst in Wäldern oder manchmal auch einzeln inmitten von Feldern, aber immer auf feuchten Böden. Ihr Lebensraum liegt in Höhen bis 1300 m. Ihre schnelle Verbreitung verdankt sie dem Eichelhäher, der die Früchte in seinem Revier verteilt. Stieleichen können ein Alter von 500 Jahren und mehr erreichen, über 35 m hoch werden und einen Umfang von 5 m haben. Die Krone ist breit kuppelförmig, die Äste sind knorrig. Einige stehen waagerecht, andere ragen in die Höhe. Die Rinde junger Bäume ist gräulich und glatt, mit dem Alter wird sie dunkel, dick und rissig. Das dichte Blattwerk ist in Büscheln angeordnet. Es ist im Frühjahr zart grün und färbt sich im Jahreslauf dunkler. Die gestielten Blätter haben zwei kleine, schmale Nebenblätter. Im Frühjahr trägt die Stieleiche männliche und weibliche Kätzchenblüten. Aus ihnen entwickeln sich ovale lang gestielte Eicheln mit kleinen, kräftigen Fruchtbechern.

Erntezeit: Die Eicheln werden im Herbst gesammelt.

Heilwirkung: Die junge Rinde ist reich an Gerbstoffen und hilft bei Halsentzündungen. Dafür einen Absud aus einer guten Handvoll Rinde 20 Minuten in 1 Liter Wasser kochen und als Gurgellösung verwenden. Derselbe Absud eignet sich auch für Kompressen zur Behandlung von Ekzemen und für Bäder bei Hämorrhoiden. Auch bei Durchfall kann er hilfreich sein.

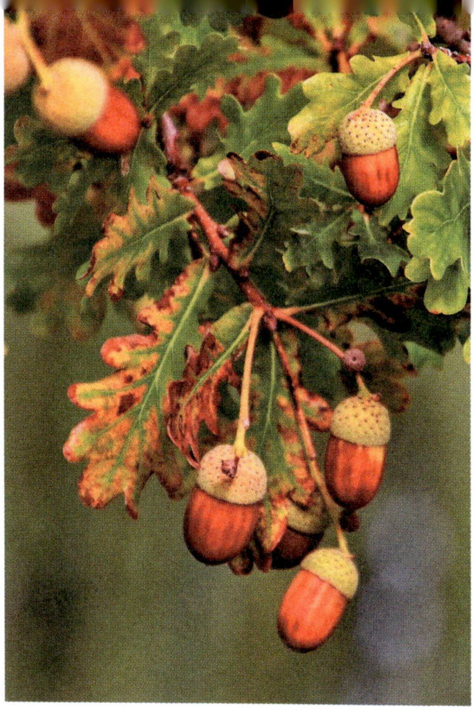

Kulinarische Verwendung und Geschmack: Die Eicheln der meisten Eichenarten sind essbar. Damit sie verträglich werden, muss man sie aber von den Gerbstoffen befreien. Dafür entfernt man die Schale und legt die Kerne möglichst lange in klares Wasser. Anschließend werden sie in reichlich Wasser gekocht, wobei das Wasser mindestens dreimal gewechselt werden sollte. Nach einer guten Stunde Kochzeit sind sie essbar.

Weitere Verwendung: Eichengallen oder Galläpfel sind etwa 3 cm große, runde Auswüchse auf den Blättern mancher Eichenarten. Ihr Inneres ist immer trocken. Sie eignen sich als Brennstoff und halten lange die Glut. Aus Eichenrinde lassen sich Stoffe zum Gerben von Tierhäuten gewinnen.

ARZNEI-ENGELWURZ

Kategorie: Zwei- oder mehrjährige krautige Pflanze aus der Familie der *Apiaceae*
Weitere Namen: Brustwurz, Geistwurzel, Heiligenwurzel
Botanischer Name: *Angelica archangelica*

Beschreibung: Die Gattung Engelwurz umfasst etwa 100 Arten. Besonders verbreitet ist die Wald-Engelwurz, die etwa 1 m hoch wird und häufig an Berghängen zu finden ist. Alle Arten der Gattung haben ähnliche Eigenschaften und Vorzüge, allerdings besteht Verwechslungsgefahr mit dem Bärenklau.
Die majestätische Arznei-Engelwurz kann bis zu 3 m hoch werden und ist in der Natur selten geworden. Man kann sie jedoch in Höhen bis zu 1700 m an feuchten, schattigen Standorten in der Nähe von Flüssen oder Seen finden. Sie trägt wechselständige, stängelumfassende Blätter und wirkt von Juli bis September, wenn die großen kugeligen Blütenstände in Weiß oder Rosa erscheinen, geradezu majestätisch.

Erntezeit: Geerntet werden die Wurzeln und Stängel junger Pflanzen im ersten Jahr vor der Blüte.

Heilwirkung: Die Wurzeln und Samen dienen zur Stärkung der allgemeinen Gesundheit. Ein Tee aus Engelwurz reinigt den Darm, fördert die Verdauung, befreit die Bronchien, reguliert die Menstruation und soll gegen alle Arten von Giften helfen. Die Pflanze soll sogar gegen die Pest wirksam sein! Die Stängel sind reich an Vitamin C und Karotin. Sie wirken belebend und sind gut für die Haut.

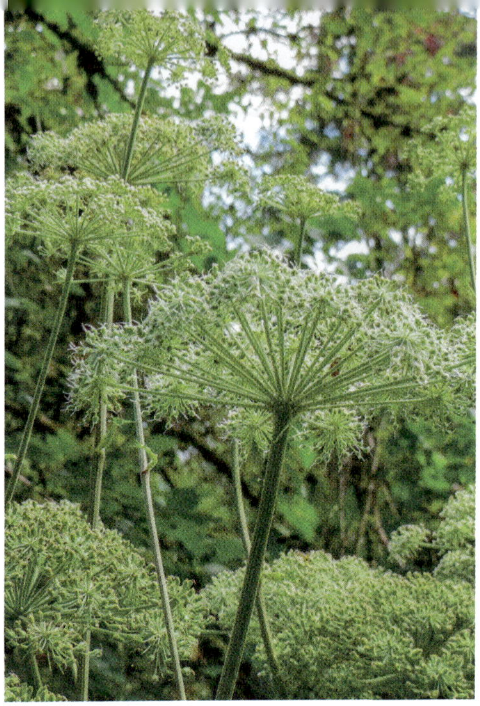

Kulinarische Verwendung und Geschmack: Der Geschmack der rohen oder gekochten jungen Triebe ist scharf und aromatisch, aber deutlich raffinierter als der Geschmack der Wald-Engelwurz. Aus dem Blüten kann ein milder Tee zubereitet werden.

ACHTUNG: Der Pflanzensaft ist fotosensibilisierend und kann bei Hautkontakt Reizungen verursachen. Schwangeren Frauen und Diabetikern wird von der Verwendung der Pflanze abgeraten.

WESTLICHER ERDBEERBAUM

Kategorie: Strauch oder kleiner Baum aus der Familie der *Ericaceae*
Weitere Namen: Meerkirsche, Hagapfel
Botanischer Name: *Arbutus unedo*

Beschreibung: Dieser zierliche Baum oder Strauch wächst im Schatten von Eichen und Kiefern, in Hecken, im Unterholz oder in der Macchia. Er kann bis zu 5 m hoch werden und hat eine braune, faserige Rinde, die sich hervorragend zur Herstellung von Werg eignet.
An der Atlantikküste findet man ihn häufig in Heidewäldern, auch in der Bretagne und im Mittelmeerraum sind schöne Exemplare vor allem auf den Inseln Port-Cros und Porquerolles zu finden. Der westliche Erdbeerbaum gedeiht auf siliziumhaltigen Böden in Höhen bis 800 m. Seine Blätter sind wechselständig, ledrig und immergrün und haben gesägte Ränder. Von Oktober bis Januar erscheinen kleine Trauben weißer oder rosafarbener Glockenblüten. Aus ihnen entwickeln sich gelbe Früchte, die sich später leuchtend rot färben.

Erntezeit: Oktober bis Januar

Heilwirkung: Die Wurzel ist reich an Glykosiden und kann, als Absud zubereitet, gegen Bluthochdruck eingesetzt werden.
Der Absud der Rinde wirkt außerdem harntreibend und bekämpft Harnwegsinfektionen.
Ein Aufguss der Blätter wirkt adstringierend, antiseptisch und verdauungsfördernd, da diese eine hohe Konzentration an Vitamin E, Lipiden, Polyphenolen und Catechingallat aufweisen.
Die Früchte sind reich an Ballaststoffen, Vitamin C und Ascorbinsäure sowie Kohlenhydraten und Kalium.

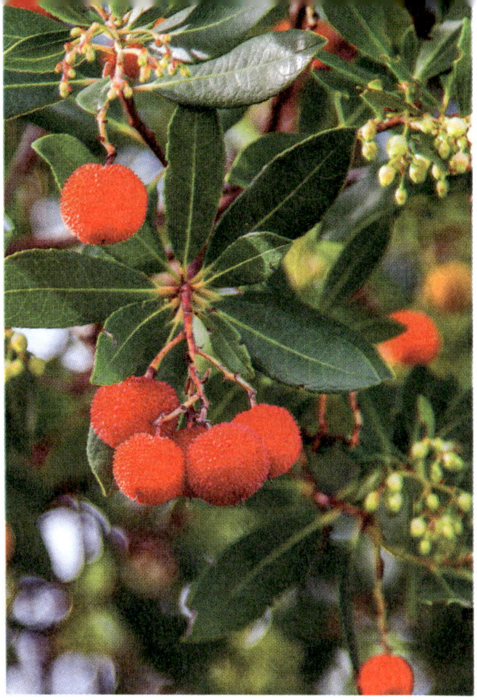

Kulinarische Verwendung und Geschmack: Das Fruchtfleisch der essbaren Früchte ist mehlig und oft süßlich. Man kann sie direkt vom Baum essen oder zu einem schmackhaften Kompott verarbeiten. Der Geschmack erinnert an Erdbeeren und Mandarinen.

Weitere Verwendung: Die Blätter und die Rinde sind voller Gerbstoffe und können zur Bearbeitung von Tierhäuten verwendet werden. Die trockenen Teile der Rinde lassen sich leicht in Fäden zerteilen und eignen sich hervorragend als Werg zum Anzünden von Feuer!

ACHTUNG: Die rohen Früchte können bei übermäßigem Verzehr Verdauungsbeschwerden verursachen.

F – G – H

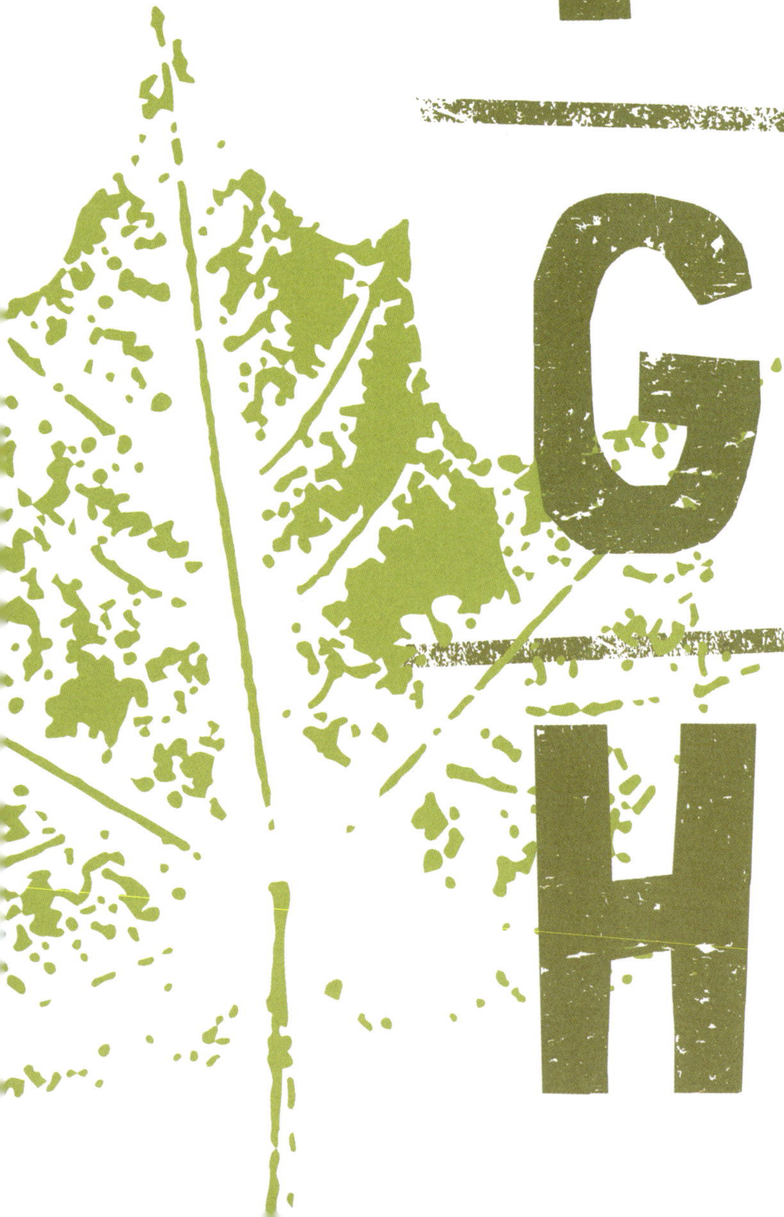

FEIGE

Kategorie: Baum aus der Familie der *Moraceae*
Botanischer Name: *Ficus carica*

Beschreibung: Dieser Baum oder Strauch wächst in sonniger Lage auf steinigem Boden und erreicht im gesamten Mittelmeerraum und an den Atlantikküsten schöne Höhen (8 m). Auch in Mitteleuropa kann man ihn in milden Gegenden finden. Er verträgt einige Minusgrade, aber keinen harten Frost. Die großen, wechselständige Blätter sind handförmig gelappt. Die Blüten erscheinen zwischen Mai und August. Aus ihnen reifen am Ende des Sommers die Früchte heran.

Erntezeit: Die Früchte können von August bis Oktober geerntet werden.

Heilwirkung:
Früchte: Mit ihrem hohen Gehalt an Vitamin A, B und C wirken Feigen vitalisierend und belebend. Außerdem haben sie schleimlösende, schmerzlindernde, abführende und beruhigende Eigenschaften.
Frische Blätter: Lokale Anwendung zur Linderung von Schmerzen durch Insektenstiche und zur Förderung der Hautheilung.
Tee aus getrockneten Blättern: Mit kochendem Waser übergießen und 3 Minuten ziehen lassen. Der Tee fördert Verdauung und Durchblutung. Die fotosensibilisierenden Eigenschaften des Baumes können zur Behandlung von Leukodermie verwendet werden. Sie stabilisieren und regulieren den Blutzucker- und Triglyceridspiegel, reduzieren Asthmaanfälle, beugen Verstopfung vor, lindern Hämorrhoiden, verdünnen das Blut und helfen bei schmerzhaften Menstruationsbeschwerden. Zum Trinken oder Gurgeln gegen Bronchitis und Halsschmerzen.
Saft: Zweimal täglich einen Tropfen auf Warzen, Hühneraugen und faserige Auswüchse der Epidermis auftragen, um sie abklingen zu lassen.

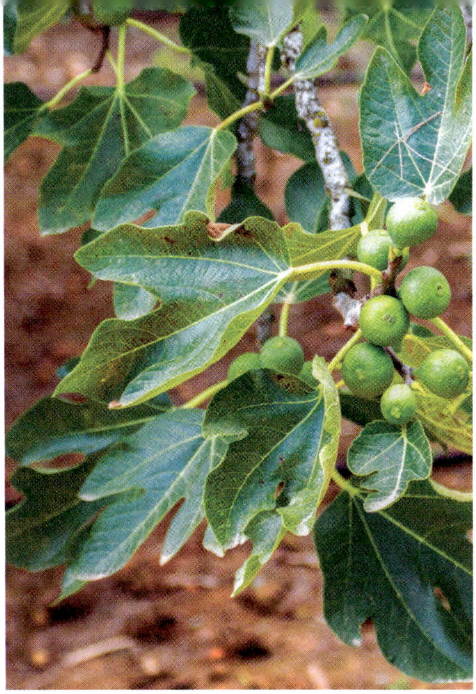

Kulinarische Verwendung und Geschmack:
Blätter: Ich gebe gerne ein einzelnes Blatt in das Kochwasser von Esskastanien. Es verleiht ihnen einen feinen, sehr subtilen Geschmack..
Früchte: Man kann sie direkt vom Baum essen. Wer möchte, schält sie vorher, das ist aber nicht unbedingt notwendig. Möglich ist auch, sie über einem Holzfeuer zu rösten. Durch den hohen Zuckergehalt karamellisieren sie schnell.

ACHTUNG: Der weiße Saft des Feigenbaums enthält Furocumarine, die phototoxisch wirken und Haut und Augen reizen können. Bei manchen Menschen genügt ein Tropfen des Safts, um verbrennungsartige Beschwerden zu verursachen. Insekten neigen dazu, vollständig in Feigen hineinzukriechen. Brechen oder schneiden Sie die Früchte auf, bevor Sie sie essen, um sicher zu gehen, dass Sie kein Insekt verschlucken.

FEIGENKAKTUS

Kategorie: Ausdauernde Pflanze Familie der *Cactaceae*
Botanischer Name: *Opuntia ficus-indica*

Beschreibung: Die ursprünglich aus Amerika stammende Pflanze wurde in den Maghreb eingeführt und gelangte von dort nach Europa. Sie hat sich im gesamten Mittelmeerraum auf sonnigen und trockenen, durchlässigen und basischen Brachflächen und steinigen Böden etabliert. Diese stachelige Pflanze wächst in flachen Triebabschnitten, die länglich oder oval sind und mit Stacheln besetzt sind. Da die Pflanzen über 4 m hoch werden können, werden sie gern als schützende, bewehrte Einfriedung gepflanzt. Ältere Triebabschnitte bilden von Juni bis August gelbe Blüten, aus denen sich große, stachelige Früchte entwickeln, die als Kaktusfeigen bezeichnet werden. Entfernt man die stachelige Schale, kommt darunter das rote, wohlschmeckende Fruchtfleisch zum Vorschein, das viele Samen enthält (etwa 300 pro Frucht).

Erntezeit: Ganzjährig

Heilwirkung:
Früchte: Sie sind reich an Vitamin C und werden gegen Durchfall eingesetzt. Das Öl kann als Sonnenschutz verwendet werden, da es 65 % Fettsäuren und viel Vitamin E enthält..
Samen der Früchte: Ihr Öl wirkt antioxidativ, feuchtigkeitsspendend und beruhigend.
Triebabschnitte: Sie sind reich an Schleimstoffen, Ballaststoffen, Mineralsalzen, Eisen, Kupfer, Magnesium und Vitamin C. Sie können zur Heilung von Schnitten und anderen Hautverletzungen verwendet werden.

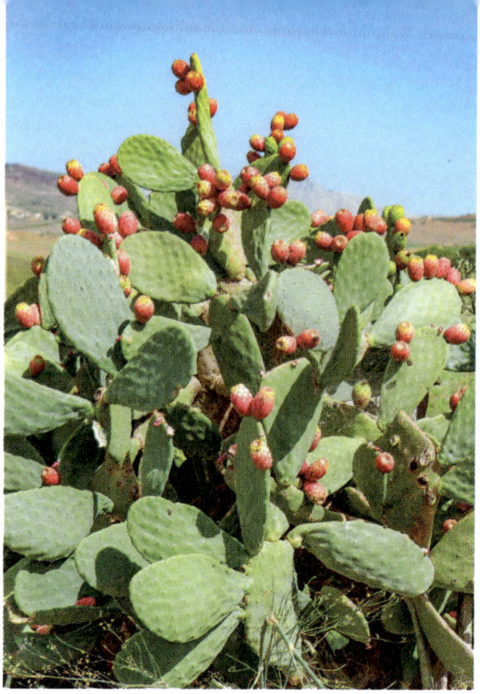

Kulinarische Verwendung und Geschmack:
Früchte: Man kann die saftigen Früchte direkt von der Pflanze essen, muss aber unbedingt vorher die spitzen, hakenförmigen Stacheln entfernen. Ich empfehle, sie mit Handschuhen anzufassen und sehr sorgfältig zu schälen.
Triebabschnitte: Die jüngsten Triebsegmente schmecken köstlich, wenn man sie von ihren Stacheln befreit, in Streifen schneidet und brät. Sie können aber auch wie ein grünes Gemüse zubereitet werden. Bei übermäßigem Verzehr können sie allerdings Darmbeschwerden verursachen.

Weitere Verwendung: Die Inhaltsstoffe der Triebabschnitte können Sedimente und Bakterien binden, die in unsauberem Wasser enthalten sind. Der Vorgang muss jedoch genau überwacht werden, um ein zufriedenstellendes Ergebnis zu erzielen.

Gewöhnliche Felsenbirne

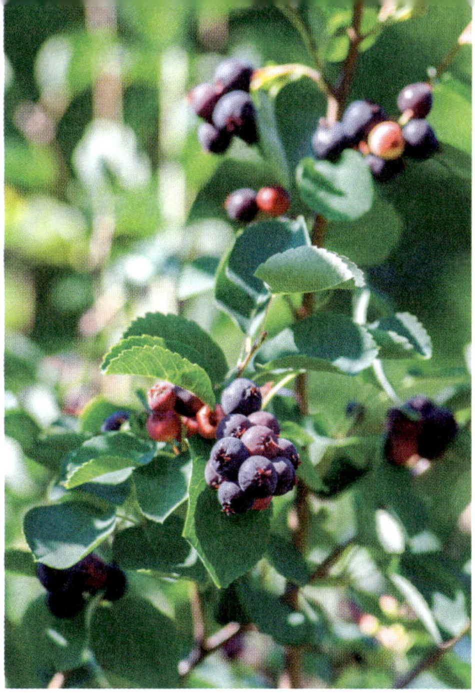

Kategorie: Kleiner Baum aus der Familie der *Rosaceae*
Botanischer Name: *Amelanchier ovalis*

Beschreibung: Die Felsenbirne erreicht als Baum oder Strauch eine Höhe von maximal 3 m. Sie kommt in freier Natur auf kalkhaltigen und steinigen Böden in der Provence, den Alpen, den Vogesen und den Pyrenäen in einer Höhe bis 2200 m vor. In anderen Regionen sieht man sie seltener. Das Blatt ist sommergrün und gezahnt, die Blüten sind weiß mit langen Blütenblättern. Die Früchte reifen im Juli an den Zweigenden und sehen aus wie große, bläuliche Heidelbeeren. Sie haben ein saftiges, helles Fruchtfleisch.

Erntezeit: Die Früchte schmecken am besten, wenn sie im August und September trocken werden. Man kann sie aber auch schon im Juli sammeln.

Heilwirkung: Ein Absud aus der Rinde kann als Augentropfen verwendet werden, wenn diese im Sommer durch Sonnenlicht gereizt sind. Ein Tee aus Blättern, Blüten und Früchten wirkt adstringierend und entschlackend. Die Früchte sind reich an Vitamin C und Rutin sowie Mineralstoffen wie Kupfer und Eisen.

Kulinarische Verwendung und Geschmack:
Die getrockneten Früchte haben einen köstlichen, honigartig süßen Geschmack, der an Rosinen erinnert.

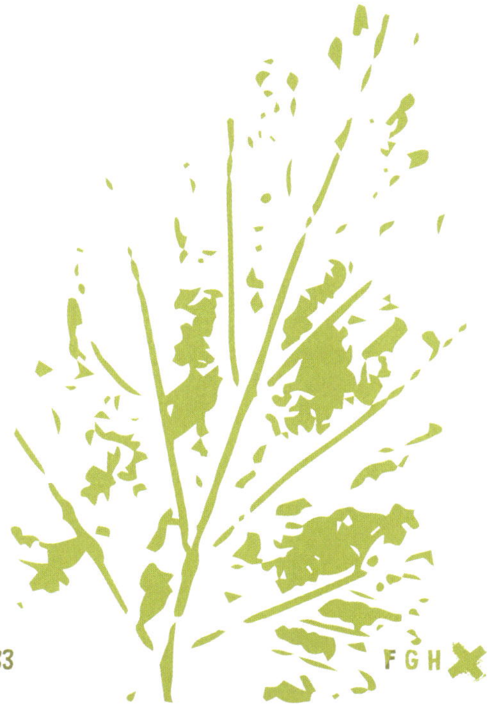

Fenchel

Kategorie: Mehrjährige ausdauernde Pflanze aus der Familie der *Apiaceae*
Weitere Namen: Brotsamen
Botanischer Name: *Foeniculum vulgare Miller*

Beschreibung: Wilder Fenchel wächst in ganz Europa auf Brachland, verlassenen Grundstücken und an Straßenrändern. Vor allem in Südeuropa ist er häufig auf freiem Feld, an trockenen Hängen in sonniger Lage in Höhen bis 700 m anzutreffen. Diese schöne, bis zu 2 m hohe Staude mit ihren geraden, blaugrünen, gestreiften Stängeln ist ein Doldenblütler mit kleinen gelben Blüten (Juli bis Oktober) und zusammengesetzten, fein fiedrigen, wechselständigen Blättern, die denen der wilden Pastinake ähneln. Die länglichen Früchte weisen fünf Rippen auf. Im Gegensatz zu der kultivierten Form bildet der wilde Fenchel keine Knolle. Erkennbar ist er am starken Anisgeruch, den er verströmt, wenn die Triebe abgebrochen oder abgeschnitten werden.

Erntezeit:
»Falsche Knollen» (im Gegensatz zu den echten Knollen der Kulturform): Frühjahr
junge Triebe: Frühjahr
Samen: Ende September

Heilwirkung: Der wilde Fenchel ist ausgesprochen reich an Provitamin A und den Vitaminen C und B, an Mineralsalzen und Kalzium. Alle Teile der Pflanze enthalten ätherische Öle wie Limonen und Camphen sowie Anethol, das ihm den typischen, süßlichen Anisgeschmack gibt. Er wirkt verdauungsfördernd, appetitanregend, diuretisch und krampflösend, außerdem lindert er Blähungen und Verdauungsbeschwerden und wird traditionell gegen Husten eingesetzt. Als Tee einnehmen.

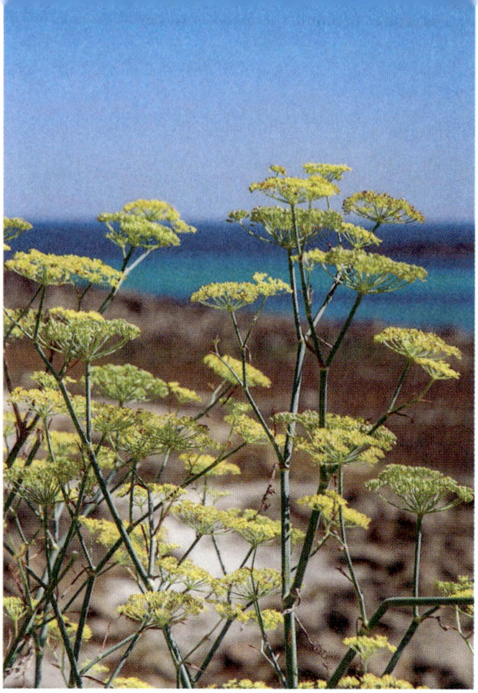

Kulinarische Verwendung und Geschmack: Ich persönlich mag den Anisgeschmack nicht so gern, darum verzichte ich lieber darauf. Aber versuchen Sie einmal, einen zarten, geschälten Trieb zu essen – vielleicht sind Sie begeistert. Blüten, Blätter und Samen werden als Gewürz für Fisch, Desserts und Sirups verwendet, der Geruch kann meiner Meinung nach aber schnell aufdringlich werden. Die sehr jungen Blätter sind saftig und süß. Sie können roh oder gekocht verzehrt werden.

Weitere Verwendung: Weil Fencheltriebe recht stabil sind, verwende ich sie gelegentlich als »Outdoor-Zahnbürste«, indem ich mit einem Fenchelzweig gewissenhaft über die Zähne streiche, um Zahnbelag zu entfernen und einen akzeptablen Atem zu haben.

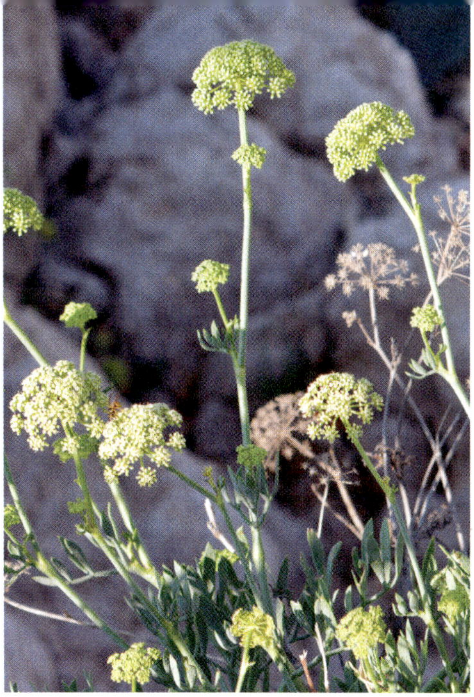

MEER-FENCHEL

Kategorie: Mehrjährige krautige Pflanze aus der Familie der *Apiaceae*
Weitere Namen: Meerdistel, Seefenchel, Bazillenkraut
Botanischer Name: *Crithmum maritimum*

Beschreibung: Der Meerfenchel wächst vor allem an den Küsten von Nordsee, Atlantik und Mittelmeer zwischen Felsen, auf Klippen oder Sand. Er kann während der Blütezeit bis 50 cm hoch werden und benötigt eine salzige Umgebung. Die fleischigen Blätter werden von schönen, gewundenen Stängeln getragen. Die grünen, weißen und gelben Blüten sind in Dolden angeordnet und haben Ähnlichkeit mit Kohlblüten. Sie erscheinen den ganzen Sommer über.

Erntezeit: Die Blüten direkt nach dem Erblühen im Spätfrühjahr sammeln.

Heilwirkung: Reich an Vitamine C und Mineralsalzen.

Kulinarische Verwendung und Geschmack:
Der Geschmack von Meerfenchel ist, was kaum überrascht, etwas salzig und erinnert an Sellerie. Roh schmeckt er gut in einem Salat zu Krustentieren oder Fisch.

Fichte

Kategorie: Baum aus der Familie der *Pinaceae*
Weitere Namen: Gemeine Fichte, Rotfichte
Botanischer Name: *Picea abies*

Beschreibung: Dieser Baum gilt als eine der ältesten Arten der Welt, ein Exemplar in Schweden soll etwa 8000 Jahre alt sein. Die Fichte ist außerdem einer der meistkultivierten Bäume, beispielsweise als Weihnachtsbaum. Sie kann über 40 m hoch werden und kommt fast überall vor. In Europa bildet sie in Höhenlagen zwischen 600 und 2200 m große Wälder. Die Fichte hat nadelförmige, ungeteilte Blätter von 3–4 cm Länge. Die weiblichen Zapfen sind rötlich, die männlichen goldbraun. Sie hängen von den Ästen herab, während die Zapfen von Tannen und Kiefern zum Himmel gerichtet sind.

Erntezeit:
Triebspitzen und Saft: Frühjahr
Harz: Ganzjährig

Heilwirkung: Die jungen Triebe sind reich an Vitamin C. Sie wirken antiseptisch, tonisierend und beruhigend und lösen Verschleimungen der Atemwege. Auch das Kambium kann bei Atemwegsbeschwerden helfen. Lindernd bei Zahnschmerzen wirkt Fichtenharz, das in einen hohlen Zahn gegeben oder auf das Zahnfleisch gestrichen wird.

Kulinarische Verwendung und Geschmack:
Erstarrtes Fichtenharz kann wie ein Bonbon verzehrt werden, ist allerdings recht klebrig. Die zartgrünen jungen Triebe können im Frühjahr roh direkt vom Baum oder als Salat gegessen werden. Sie haben einen säuerlichen Geschmack und noch weiche Nadeln. Auch die sehr jungen, roten weiblichen Zapfen können klein gehackt und roh an Salate gegeben werden.

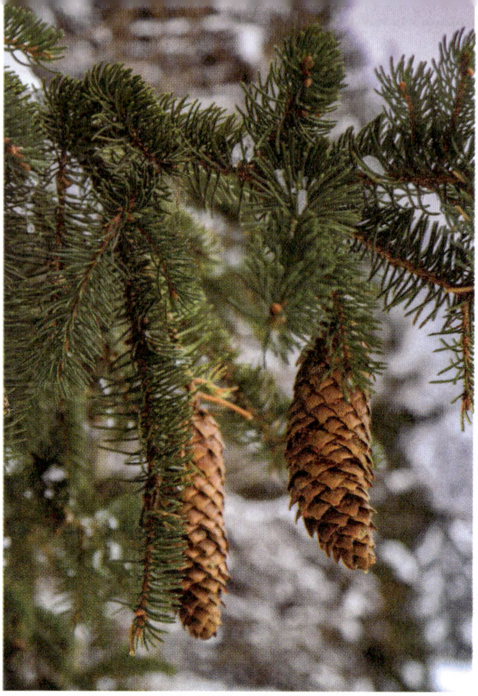

Weitere Verwendung:
Harz: Wenn man Fichtenharz mit Asche und Fett in einem erhitzten Behälter mischt, erhält man einen weichen und widerstandsfähigen Klebstoff. Je mehr Harz Sie verwenden, desto härter, aber auch brüchiger wird der Klebstoff. Das Harz kann auch verwendet werden, um Wundränder zu verkleben.
Holz: Das Holz fängt leicht Feuer und brennt relativ lange.
Zweige: Die langen, gebogenen Zweige eignen sich mit ihren flachen Nadeln sehr gut als Dachmaterial für einen Unterstand. Wenn man sie schuppenartig überlappend anordnet, dichten sie gut ab.

Gänseblümchen

Kategorie: Ausdauernde krautige Pflanze aus der Familie der *Asteraceae*
Weitere Namen: Maßliebchen, Tausendschön
Botanischer Name: *Bellis perennis*

Beschreibung: Diese hübsche kleine Blume wächst auf jedem Quadratmeter Grünfläche: ob Parks, Gärten, Weiden, Wegränder, städtische Rasenflächen – sie siedelt sich überall an. Selbst Höhe scheint ihr nichts auszumachen, denn sie ist noch in 2400 m zu finden. Da sie auch auf Schlachtfeldern gedeiht, wurde ihr in der Antike nachgesagt, dass sie große Blutergüsse und tiefe Schnittwunden heilen kann! Die Pflanze wird maximal 20 cm hoch und hat einen kahlen Stiel. Die zierlichen weißen Blüten mit gelbem Zentrum erscheinen das ganze Jahr über, im Winter aber in geringerer Zahl. Sie öffnen sich tagsüber und schließen sich nachts. Auf diese Weise schützt die Pflanze ihre Fortpflanzungsorgane vor nachtaktiven Tieren wie Rehen, Hirschen und Schnecken mit oder ohne Gehäuse.

Erntezeit: Ganzjährig

Heilwirkung: Die Blüten sind reich an Saponinen. Ein Tee aus den Blüten wirkt lindernd bei Magen-Darm- und Atemwegsbeschwerden. Dafür einen Löffel getrockneter Blüten mit kochendem Wasser übergießen und 10 Minuten ziehen lassen (maximal 3 Tassen pro Tag). Der Saft der Pflanze wirkt adstringierend und blutstillend und fördert die Wundheilung. Heilmittel aus Gänseblümchen werden außerdem gegen Hautkrankheiten, Husten, Kopfschmerzen, Bluthochdruck, Schlaflosigkeit und das Ausbleiben der Menstruation bei Frauen eingesetzt.

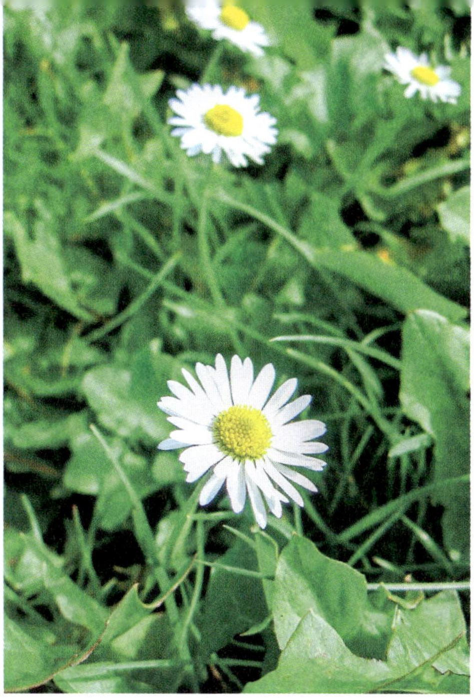

Kulinarische Verwendung und Geschmack: Die Blüten schmecken am besten, wenn sie noch knospig sind. Ihr Aroma ist pfeffrig und leicht nussig. Ich liebe es, am frühen Morgen über die Felder zu gehen und die jungen, noch nicht geöffneten Blüten zu sammeln. Ältere Blüten schmecken deutlich herber und manchmal bitter.

WEIßER GÄNSEFUß

Kategorie: Einjährige Pflanze aus der Familie der *Amaranthaceae*
Weitere Namen: Ackermelde, Mistmelde, Helmkuhkraut
Botanischer Name: *Chenopodium album*

Beschreibung: Der Gänsefuß kommt weltweit an sonnigen Standorten in Höhen bis 2000 m, in Zentralasien bis 4000 m vor. Er gedeiht auf gepflügten Feldern, Brachland und an Waldrändern, aber auch in Gärten, wo er als Unkraut gilt. Dabei kann diese Pflanze ein hervorragendes Nahrungsmittel sein, da sie leicht zu finden, essbar, reichlich vorhanden und widerstandsfähig ist! Sie hat graugrüne Blätter, deren Form an Gänsefüße erinnert (daher der Name). Der steife, gerippte Stiel ist grün, manchmal rötlich, und bis 1 m hoch. An seinem Ende trägt der Stiel Ähren aus winzigen Blüten.

Erntezeit: Blätter und Triebspitzen vor der Blütenbildung ernten.

Heilwirkung: Mit dem hohen Gehalt an Vitamin A, B_2, B_3 und C ist dies eine sehr gesunde Pflanze, die außerdem Kalzium, Kalium und Magnesium liefert. Die Blätter wirken harntreibend, beruhigend und abführend.

ACHTUNG: Nicht zu viel verzehren, denn die Blätter enthalten auch Saponine und Oxalsäure!

Kulinarische Verwendung und Geschmack:
Die Blätter schmecken ähnlich wie Spinat, junge Blätter erinnern entfernt an rohe grüne Bohnen. Weil die Pflanze so weit verbreitet ist, kann man sich leicht eine gute kleine Mahlzeit sammeln, ohne lange suchen zu müssen. Insofern ist der Gänsefuß eine wertvolle Pflanze für jeden, der sich in einer Überlebenssituation befindet.

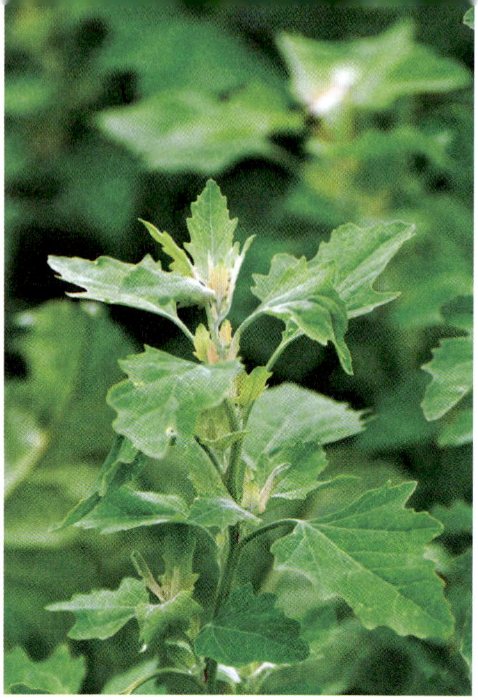

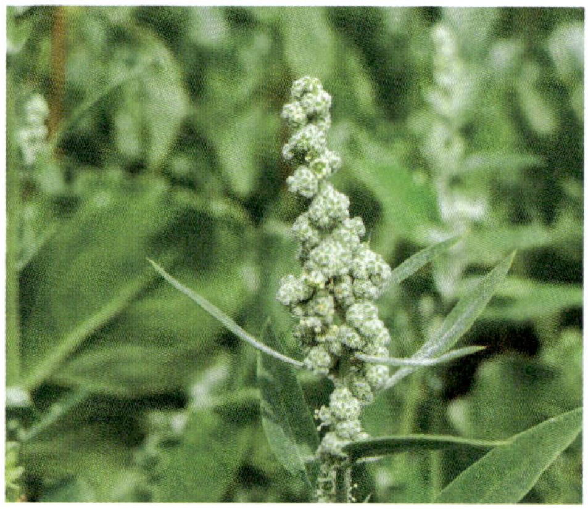

GIERSCH

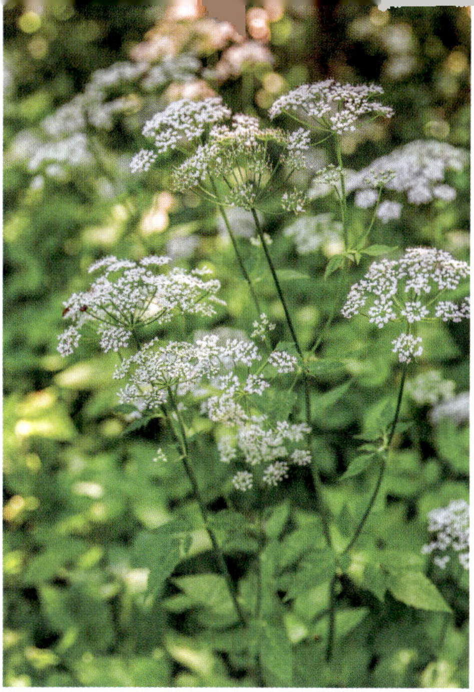

Kategorie: Krautige ausdauernde Pflanze aus der Familie der *Apiaceae*
Weitere Namen: Dreiblatt, Geißfuß, Wiesenholler
Botanischer Name: *Aegopodium podagraria*

Beschreibung: Der botanische Name bedeutet wörtlich übersetzt »Ziegenfuß«. Der Giersch ist leicht an der Form seiner Blätter zu erkennen. Er bildet dichte Kolonien, die während der Blüte bis zu 1 m hoch werden können. Die weißen, lockeren Blütendolden sehen aus wie die Blütenstände des Bärenklau. Die Blätter sind in drei Fiederblättchen geteilt, die ihrerseits in drei weitere spitze, gefaltete und gezähnte Fiederblättchen geteilt sind. Giersch ist buchstäblich überall in Höhen bis 1400 m zu finden und gilt bei Gärtnern als lästiges Unkraut.

Erntezeit: Junge Blätter bald nach dem Austrieb im Frühjahr

Heilwirkung: Giersch ist reich an pflanzlichem Eiweiß und den Vitaminen A und C. Er wirkt anregend und harntreibend und beugt Gicht vor, indem er den Harnsäurespiegel reguliert.

Kulinarische Verwendung und Geschmack:
Als Suppe zubereitet oder als Gemüse gedünstet hat Giersch einen aromatischen Geschmack, der an Sellerie erinnert. Sie können auch einige fein gehackte Blätter als würzige Zutat für Salate verwenden oder wie Petersilie über Speisen geben.

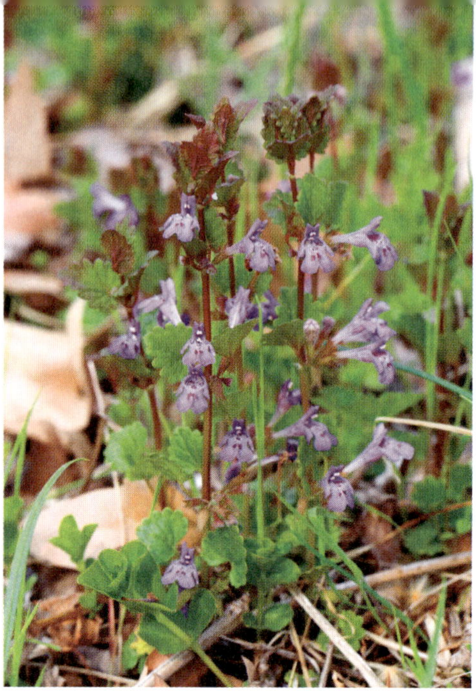

Gundermann

Kategorie: Wintergrüne ausdauernde krautige Pflanze aus der Familie der *Lamiaceae*
Weitere Namen: Gundelrebe, Erdefeu
Botanischer Name: *Glechoma hederacea*

Beschreibung: Diese kleine, behaarte Pflanze breitet sich mit kriechenden Trieben am Boden aus. Sie ist in ganz Eurasien in Höhen bis 1600 m an halbschattigen Standorten wie kühlen Böschungen und feuchten Wegrändern zu finden und kann Teppiche von mehreren Quadratmetern Größe bilden. In jeder Blattachsel kann sie Wurzeln schlagen und einen aufrechten Stängel hervorbringen, der Blüten und Blätter trägt. Die Blätter sind kreuzgegenständig angeordnet und gestielt, wobei die Stiellänge je nach Standort variieren kann. Die kleinen gestielten Blüten mit geradem Kelch sind klein und violett. Sie erscheinen das ganze Frühjahr über in den Blattachseln.

Erntezeit: Frühjahr

Heilwirkung: Die oberirdischen Teile (blühende Triebspitzen) sind reich an Vitamin C und Gerbstoffen. Sie werden bei Bronchitis, Asthma und leichten Grippeerkrankungen eingesetzt.

Kulinarische Verwendung und Geschmack:
Verwenden Sie nur die jüngsten Blätter und Blüten. Roh verzehrt kommt ihr besonderes Aroma am besten zur Geltung. Ich persönlich verwende sie als Gewürz, da ihr Geschmack so stark ist, dass ich sie nicht als eigenständiges Gericht zubereiten würde.

ACHTUNG: Nur in kleinen Mengen verzehren, denn die Pflanze enthält giftige Stoffe, wenn auch in geringer Konzentration.

HASEL

Kategorie: Strauch aus der Familie der *Betulaceae*
Weitere Namen: Augustnuss, Klöterbusch
Botanischer Name: *Corylus avellana*

Beschreibung: Die Hasel bildet mehrere Stämme aus und wird selten über 7 m hoch. Ihre sommergrünen Blätter sind wechselständig, rund oder oval mit fein gezähnten Rändern und einem kleinen, dünnen Fortsatz an der Spitze. Haselsträucher wachsen häufig an Waldrändern, Flussufern und in Feldhecken. Im Frühjahr trägt die Hasel gelb-braune, längliche Kätzchen (männliche Blüten) und unscheinbare weibliche Blüten. Aus ihnen entwickeln sich die Früchte, die im Herbst reif sind. Die Hasel bevorzugt kalkhaltigen Boden und ist auf Höhen bis 1600 m anzutreffen.

Erntezeit:
Haselnüsse: Sie können frisch etwa ab Juli geerntet werden, schmecken aber ab September, wenn sie voll ausgereift sind, am besten.
Blätter und Knospen: Zeitiges Frühjahr

Heilwirkung: Haselnüsse sind reich an Kalzium, Eisen, Phosphor, Kalium, Magnesium und den Vitaminen A, B, C, E und B_3. Ihr Öl ist eine gute Quelle für Omega-9- und Omega-6-Fettsäuren. Die Nüsse spenden Kraft, regen die Verdauung an und sollen helfen, Darmparasiten (Würmer) zu vertreiben. Die Rinde, die Knospen und die Blätter enthalten Tannin und Flavonoide. Sie wirken fiebersenkend, adstringierend, blutverdünnend und gefäßverengend. Ein Absud der Rinde, der jungen Zweige und der Blätter wurde früher zur Behandlung von Hämorrhoiden verwendet.

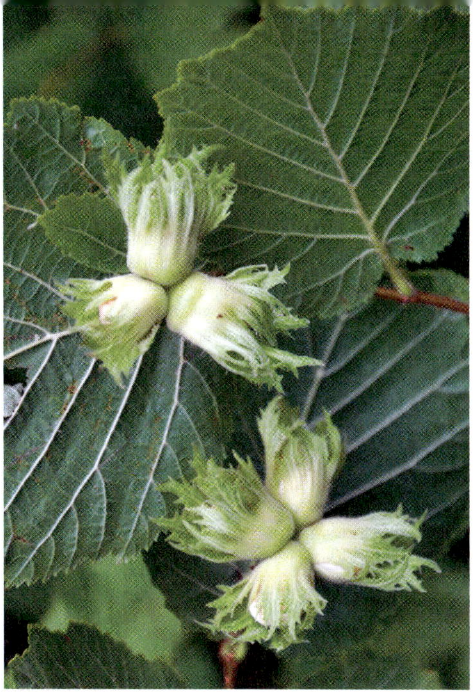

Kulinarische Verwendung und Geschmack:
Haselnüsse: Sie haben einen angenehm süßen, öligen Geschmack.
Junge Blätter: Sie können als Salat verzehrt werden.
Öl: Aus den Früchten kann man ein wohlschmeckendes Öl pressen.

Weitere Verwendung: Der Haselnussstrauch eignet sich für viele Zwecke, die gerade in schwierigen Situationen sehr hilfreich sind.
Fallen oder andere Hilfsmittel: Die dünnen, geraden und biegsamen Stängel lassen sich leicht verarbeiten. Ich flechte daraus auch Schneeschuhe.
Feuer: Wenn man zwei Stücke Haselnussholz aneinander reibt, erhält man leicht Glut!
Korbwaren: Körbe oder Reusen für Fische.
Kleine Werkzeuge und Behälter: Wenn man die dünne Rinde sammelt, kann man aus ihr verschiedenste Behälter und andere nützliche Utensilien herstellen.

Heidelbeere

Kategorie: Zwergstrauch aus der Familie der *Ericaceae*
Weitere Namen: Blaubeere, Bickbeere, Moosbeere
Botanischer Name: *Vaccinium myrtillus*

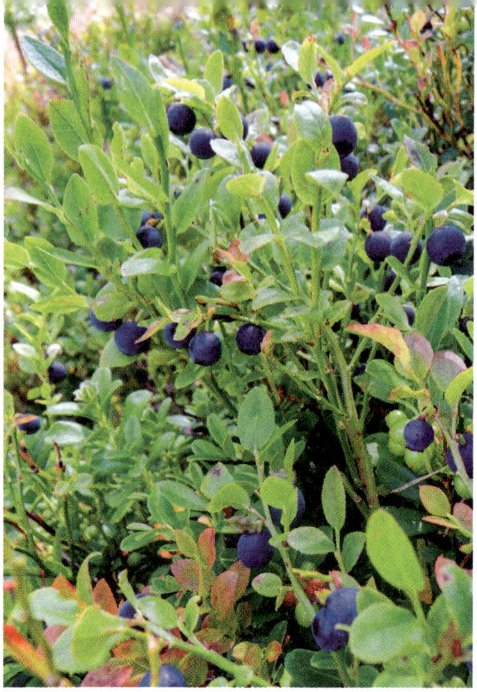

Beschreibung: Die Heidelbeere wächst wild in vielen Teilen Europas, beispielsweise im Unterholz von Wäldern und auf kühlen Plateaus bis 2300 m Höhe. Der kleine Strauch wird nicht höher als der Mäusedorn. Seine holzigen, kantigen Zweige stehen aufrecht und sind mit kleinen, sommergrünen, wechselständigen, ovalen, fein gezähnten, blassgrünen Blättern besetzt. Im Frühjahr trägt er Trauben kleiner, weißlich-grüner oder rosafarbener Glockenblüten, aus denen sich im Sommer die bläulichen bis schwarzen Heidelbeeren entwickeln. Im Herbst färben sich die Blätter rötlich und fallen ab. Bitte beachten Sie, dass das Sammeln von Heidelbeeren in manchen Regionen (z. B. Naturparks und Schutzgebiete) genehmigungspflichtig sein kann. Erkundigen Sie sich vor dem Pflücken bei der zuständigen Behörde.

Erntezeit:
Früchte: Oktober bis Januar
Blätter: Frühjahr (vor der Fruchtbildung), dann im Schatten trocknen.

Heilwirkung: 20–30 g getrocknete Blätter mit 1 l Wasser übergießen und ziehen lassen. Für einen Absud 50–80 g getrocknete Früchte auf 1 l Wasser verwenden.
Blätter: Sie sind reich an Tanninen, Mangan und Eisen. Sie wirken tonisierend, antiseptisch und adstringierend, lindern Verdauungsbeschwerden und sollen Diabetes vorbeugen.
Früchte: Sie enthalten Gerbstoffe, Mineralien, Pektin und Vitamin C und A. Sie werden bei Entzündungen und Durchfall eingesetzt, bekämpfen Bakterien und Harnwegsinfektionen und fördern die Durchblutung. Außerdem enthalten sie adstringierende und antioxidative Inhaltsstoffe.
Heidelbeersaft: Es soll eine bemerkenswerte Wirkung auf unser Gedächtnis haben, allerdings haben Forscher dafür noch keine Erklärung gefunden.

Kulinarische Verwendung und Geschmack:
Heidelbeerfrüchte haben einen milden, süßen Geschmack und man kann sie frisch direkt vom Strauch essen. Es ist auch möglich, sie zu trocknen und zur Zubereitung von Tee zu verwenden. Außerdem kann man aus ihnen Wein, Sorbets und Konfitüre herstellen. Junge Blätter können als Salatzutat dienen.

ACHTUNG: Sie sollten darauf achten, dass sich keine Füchse (oder Hunde) in der Pflückgegend aufhalten. Grundsätzlich besteht bei allen Beeren, die in Bodennähe wachsen, das Risiko, dass sie mit dem Fuchsbandwurm infiziert sind.

GUTER HEINRICH

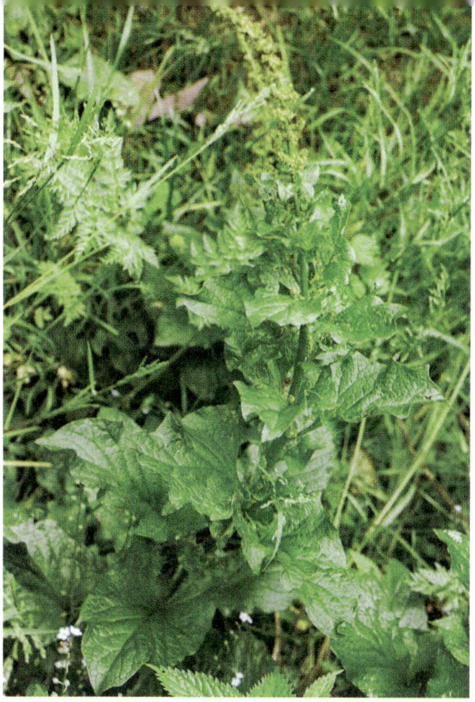

Kategorie: Ausdauernde krautige Pflanze aus der Familie der *Chenopodioideae*
Weitere Namen: Grüner Heinrich, Wilder Spinat
Botanischer Name: *Blitum bonus-henricus, Chenopodium bonus-henricus*

Beschreibung: Sein Name geht auf König Heinrich IV. zurück, der ihn entdeckt und bei seinen Untertanen bekannt gemacht haben soll. Wer ihn Sammeln möchte, sollte eher auf Bergweiden als auf Feldern in der Ebene unterwegs sein. Die 20–60 cm hohen Pflanzen sind an ihren großen dreieckigen Blättern und dem langen Stiel mit einer Ähre aus kleinen braunen Blüten leicht zu erkennen. Häufig sind die Pflanzen weißlich bemehlt.

Erntezeit: Die jungen Blätter in Frühjahr schmecken am besten.

Heilwirkung: Die Pflanze ist reich an Kalium und Vitamin A und C. Sie wirkt abführend. Die Blätter enthalten Saponin und Oxalsäure, darum sollte man sie nur in geringen Mengen verzehren.

Kulinarische Verwendung und Geschmack:
Wer Spinat liebt, wird auch den Guten Heinrich mögen. Die Blätter werden ebenso zubereitet, also beispielsweise in Salzwasser gekocht oder in einer Pfanne mit etwas Butter gedünstet. Der Gute Heinrich passt hervorragend zu allen gegrillten Fleischsorten und zu Insekten, aber auch zu selbst gefangenen Fischen. Ich persönlich verfeinere ihn gern mit etwas wildem Knoblauch.

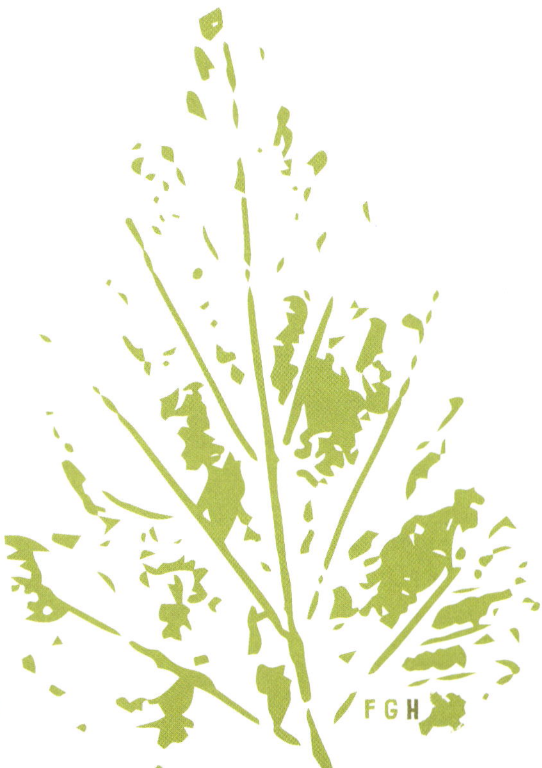

HIMBEERE

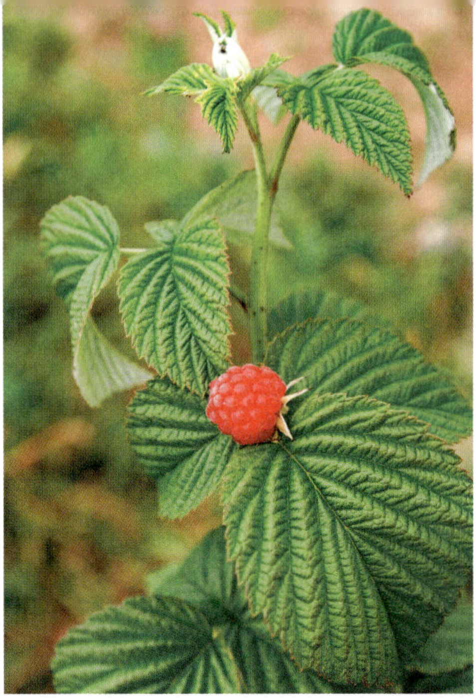

Kategorie: Strauch aus der Familie der *Rosaceae*
Weitere Namen: Hohlbeere, Katzenbeere, Hexenschierbeere
Botanischer Name: *Rubus idaeus*

Beschreibung: Die Himbeere wird wegen ihrer Früchte und stacheligen Stiele manchmal mit der Brombeere verwechselt, mit der sie verwandt ist. Aber die wilde Himbeere hat ihre ganz eigenen Besonderheiten. Sie ist in Europa und Asien beheimatet und oft in bergigen Regionen bis 2000 m Höhe anzutreffen, wächst aber auch im Flachland. Die Stacheln der aufrechten Triebe sind kleiner als die von Brombeeren. Die Ruten tragen im ersten Jahr Früchte. Im zweiten Jahr sterben sie ab, gleichzeitig treiben neue fruchtende Triebe aus. Die wechselständigen gestielten Blätter sind unpaarig gefiedert und bestehen aus 3–7 Fiederblättchen. Die reifen Früchte lassen sich (im Gegensatz zu Brombeeren) leicht vom kegelförmigen Blütenboden lösen. Mir ist aufgefallen, dass wilde Himbeeren oft dort zu finden sind, wo Buchen oder Holunder stehen. Sie scheinen sich zu mögen und sich sogar gegenseitig beim Überleben zu helfen.

Erntezeit: Früchte von Mitte Juli bis Mitte August

Kulinarische Verwendung und Geschmack:
Die Früchte sind empfindlich und sehr schlecht lagerfähig. Am besten isst man sie direkt von der Pflanze, denn in einem Beutel oder Korb werden sie leicht zerdrückt. Der große Vorteil im Vergleich zur Walderdbeere ist, dass die Himbeere deutlich höher reift und somit für den Fuchs und seinen Bandwurm kaum erreichbar ist!

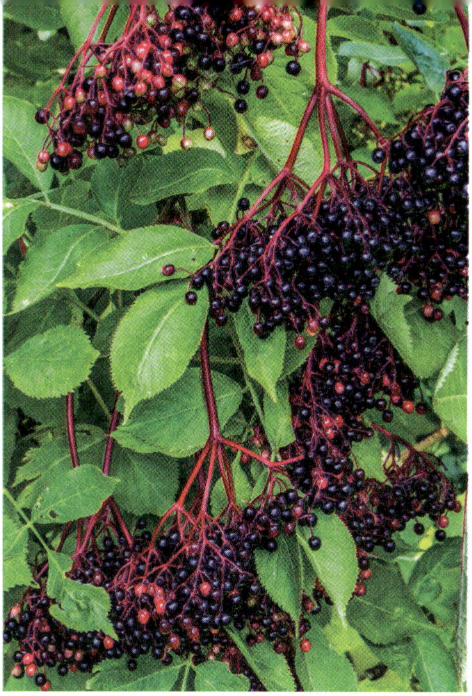

HOLUNDER

Kategorie: Strauch oder kleiner Baum aus der Familie der *Adoxaceae*
Weitere Namen: Holder, Holler, Schwarzer Flieder
Botanischer Name: *Sambucus nigra*

Beschreibung: Der Holunder kann schnell eine Höhe von 5 m erreichen. Er ist eine Pflanze, die sich an jede Umgebung anpasst. Bis auf eine Höhe von 1500 m gedeiht er überall in Europa, Nordafrika und Westasien. Aus den vielen Trauben kleiner weißer Blüten entstehen kugelförmige Früchte, die in der Vollreife fast schwarz sind und stark färben. Die dunkelgrünen Blätter sind in fünf oder sieben spitz-ovale Fiederblättchen mit gezackten Rändern gegliedert. Die Triebe wachsen teilweise straff aufrecht, teilweise biegen sie sich elegant zum Boden herab. Im Inneren haben sie ein Mark, das an weißes Styropor erinnert.

Erntezeit:
Blüten: Juni
Früchte: August bis September

Heilwirkung: Abgesehen von den Blüten und Beeren enthält die Pflanze giftige Substanzen wie Kalziumoxalat. Die Früchte sollten nur vollreif geerntet werden, da unreife Früchte ein giftiges Alkaloid enthalten, das Erbrechen verursachen kann. Frische Blüten sowie die Blätter und der unter der Rinde befindliche grüne Teil der Stängel enthalten Schleimstoffe, Flavonoide, Anthozyane und Gerbstoffe. Sie wirken abführend und harntreibend. Die reifen Früchte enthalten die Vitamine A, B und C und wirken abführend und schweißtreibend. Ein Tee aus getrockneten Holunderblüten wirkt schweißtreibend und kann zur Behandlung von Erkältungen und Bronchitis sowie zur Linderung von Grippe und Rheuma eingesetzt werden.

Kulinarische Verwendung und Geschmack: Aus den süß-säuerlichen Früchten kann man einen fruchtigen, dunkel violetten Saft gewinnen. Die Kerne nicht verzehren! Bei übermäßigem Verzehr kann der Saft Durchfall und Erbrechen nach sich ziehen.

ACHTUNG: Nicht verwechseln mit dem Bilsenkraut, das stark giftig ist und große Kolonien von maximal 2 m Höhe bildet. Die Früchte des Bilsenkrauts sehen ähnlich aus, aber die Dolden sind nach oben gewandt (während die des Holunders herabhängen). Außerdem verströmt das Bilsenkraut einen unangenehmen Geruch.

Weitere Verwendung: Holunderbeeren eignen sich gut zum Färben von Stoffen. Entfernt man aus geraden Trieben das Mark, kann man daraus Trinkhalme, Blasrohre oder Flöten herstellen. Kräftigere Triebe eignen sich zum Feuermachen.

HUNDSROSE

Kategorie: Strauch aus der Familie der *Rosaceae*
Weitere Namen: Heckenrose, Heiderose, Hagrose
Botanischer Name: *Rosa canina*

Beschreibung: Diese 2–3 m hohe Pflanze mit ihren wechselständigen, aus 5–7 Fiederblättchen bestehenden Blättern wird manchmal mit einer Brombeere verwechselt. Beide haben Stacheln und bevorzugen ähnliche Standorte: kalkhaltiger Boden am Waldrand, zwischen Feldern, in Gestrüpp oder Hecken, mit Sonne oder Schatten auf Höhen bis 1600 m. Sie verträgt auch harten Frost. Im Frühsommer (Mai bis Juni) trägt sie rosa oder weiße Blüten mit fünf Kronblättern. Sie ist die Vorfahrin unserer Gartenrosen und sieht diesen ähnlich. Im Herbst erscheinen rundliche bis ovale Früchte in Rot, Violett oder Orange. Im Winter braucht man nur den Spuren der Tiere zu folgen, um sie zu finden.

Erntezeit:
Blüten: Mai
Früchte: Wenn sie voll ausgereift und durch Sonne oder Frost runzlig geworden sind

Heilwirkung:
Blüten: Sie enthalten Gerbstoffe sowie Zitronen- und Apfelsäure. Als Tee eingenommen wirken sie leicht abführend und lindernd bei Bronchitis.
Früchte: Auch sie sind reich an Tanninen, Apfel- und Zitronensäure. Ferner enthalten sie Pektin, Flavonoide, Anthozyane, Carotinoide und Mineralsalze. Bemerkenswert ist aber ihr hoher Gehalt an Vitamin C (je nach Art zehnmal so hoch wie in Zitronen), Vitamin A und B. Ihr Fruchtfleisch wirkt adstringierend, lindernd und entzündungshemmend. Es stärkt das Immunsystem und hilft, Nierensteinen vorzubeugen.

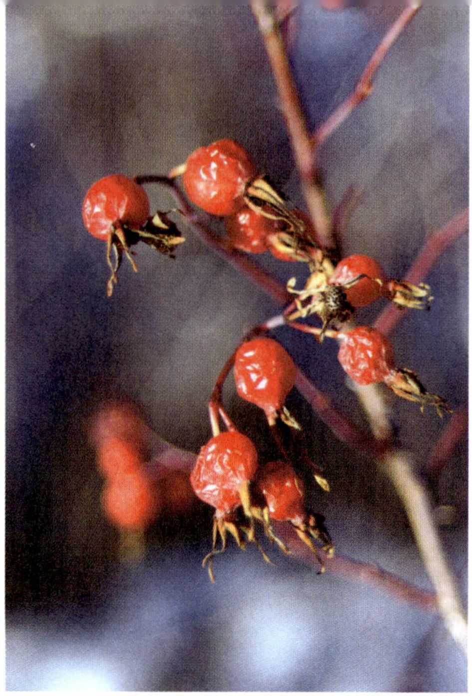

Samen: Sie liefern vor allem Vitamin E. Nach dem Entfernen der Härchen können sie zur Linderung von nervöser Anspannung und Herzrasen eingesetzt werden. .

Kulinarische Verwendung und Geschmack:
Blütenblätter: Mit ihrem Rosenduft sind sie köstlich in Salaten. Auch anderen Gerichten verleihen sie einen angenehmen Duft.
Früchte: Die Hagebutten können direkt vom Strauch gegessen werden, wenn ihr Fruchtfleisch von der Sonne oder vom Frost weich gemacht wurde. Ich bevorzuge sie jedoch als Kompott, gemischt mit anderen Früchten oder Blättern. Der säuerliche Geschmack ist angenehm. In jedem Fall sollten Sie alle harten und haarigen Kerne (Juckhaare) entfernen, um unangenehmes Kratzen im Hals zu vermeiden.

J – K – L

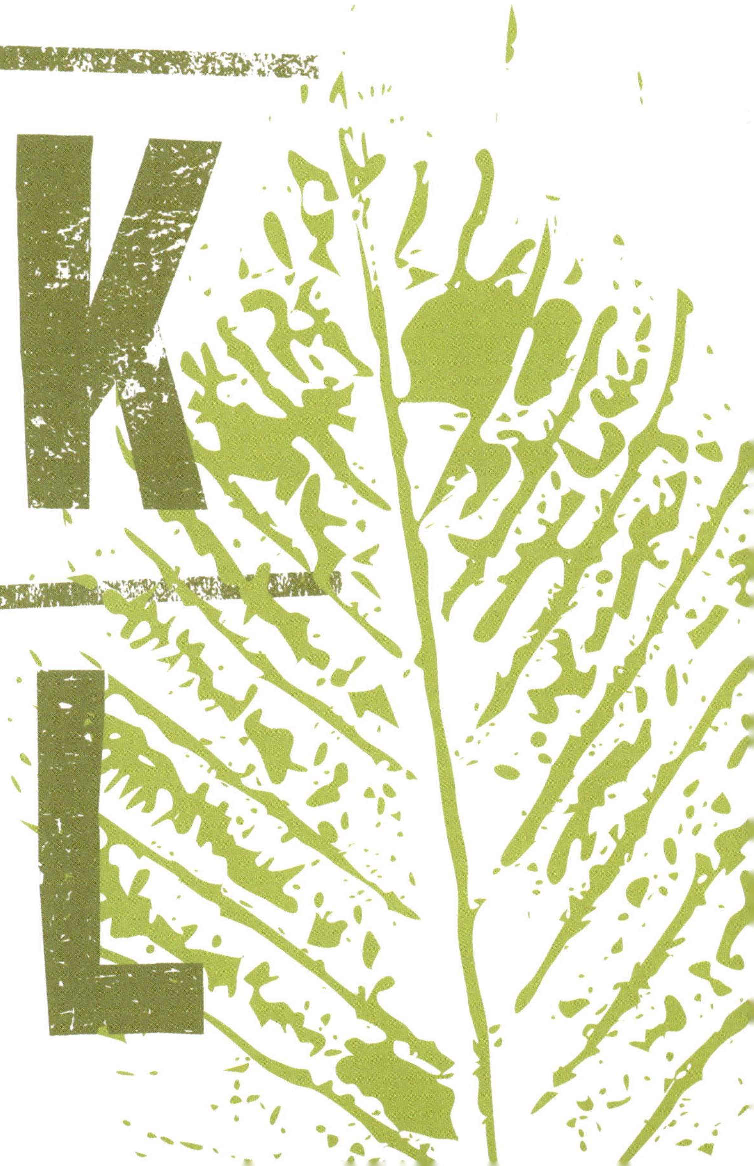

Johanniskraut

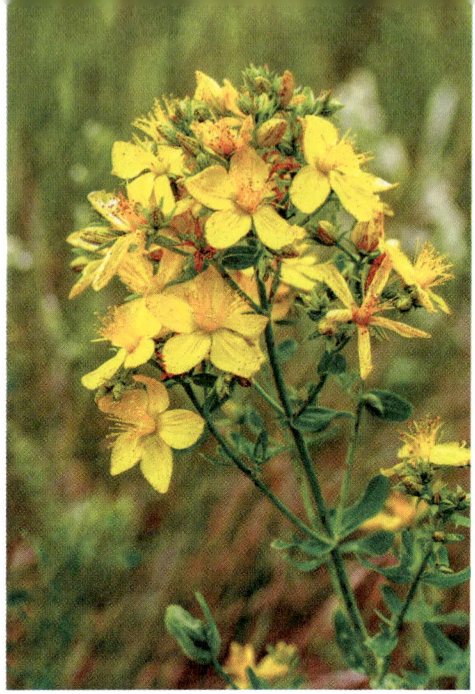

Kategorie: Krautige ausdauernde Pflanze aus der Familie der *Hypericaceae*
Weitere Namen: Tüpfel-Hartheu, Herrgottsblut
Botanischer Name: *Hypericum perforatum*

Beschreibung: Diese Wildpflanze findet man in ganz Europa, Asien, Afrika und sogar in Australien. Besonders häufig ist sie in Europa anzutreffen, wo sie an Waldrändern, auf Wiesen, an Böschungen in sonniger, trockener Lage wächst. Diese kleine Pflanze ist leicht zu erkennen. Die elliptischen oder linearen, ungestielten Blätter sind auf der Unterseite heller und mit schwarzen Punkten und transparenten Taschen voller ätherischem Öl übersät, sodass sie wie perforiert aussehen (daher der botanische Artname). Die mehrjährige Pflanze kann bis zu einem Meter hoch werden, erreicht aber meist nur die Hälfte dieser Höhe. An den straff aufrechten Trieben erscheinen von Mai bis September leuchtend gelbe Blüten mit fünf gelben, manchmal schwarz gesprenkelten Blütenblättern.

Erntezeit: Um den Johannistag (24. Juni)

Heilwirkung: Die Blüten sind besonders wirksam, wenn sie zu Beginn der Blütezeit gepflückt und sofort getrocknet werden. Versuchen Sie etwa gleiche Mengen voll erblühter und knospiger Blüten zu sammeln. Das Johanniskraut ist wegen seiner vielfältigen Heilwirkung berühmt.
Heilung: Johanniskraut macht die Haut weich und geschmeidig. Die ganze Pflanze kann äußerlich direkt auf der Haut angewandt werden. Das ätherische Öl lindert Schmerzen. Ein öliger Auszug aus den blühenden Triebspitzen besitzt, wenn er regelmäßig aufgetragen wird, schmerzlindernde, abschwellende, entzündungshemmende, wundheilende und blutstillende Wirkung, die beispielsweise bei Verbrennungen und Prellungen hilfreich ist. Er kann aber die Lichtempfindlichkeit der Haut erhöhen.
Depressionen: Johanniskraut soll ähnlich wirksam sein wie chemische Antidepressiva. Die Pflanze enthält Hyperforin und andere Substanzen, die hemmend auf die Wiederaufnahme von Serotonin, Dopamin, Noradrenalin, GABA und Glutaminsäuren wirken und dadurch eine euphorisierende und antidepressive Wirkung besitzen.

ACHTUNG: Nebenwirkungen! Bei Personen mit schwachem Herzen kann es zu Herzrasen und Herzrhythmusstörungen kommen. Bei nervenschwachen Menschen kann Johanniskraut die Emotionen verstärken. Außerdem kann es die Wirkung von Medikamenten verstärken oder verringern.

Klatschmohn

Kategorie: Einjährige krautige Pflanze aus der Familie der *Papaveraceae*
Weitere Namen: Mohnblume, Klatschrose
Botanischer Name: *Papaver rhoeas*

Beschreibung: Dieser Mohn ist in Europa häufig in Getreidefeldern anzutreffen. Man findet ihn aber auch an Böschungen, am Rand von Wanderwegen oder auf freiem Feld unterhalb von 1800 m Höhe. Sein Überleben und seine Verbreitung verdankt er den Hunderten von Samen, die sich in seinen Kapseln befinden und die nach der Blütezeit freigesetzt werden. Es gibt viele verschiedene Arten von wildem Mohn, besonders bekannt ist aber die Variante mit leuchtend roten Blütenblättern. Die weißliche Wurzel enthält einen Milchsaft. Die tief eingeschnittenen Blätter sind rosettenförmig angeordnet. Die Pflanze ist behaart und der Stängel kann bis zu 50 cm lang werden. Sie blüht im Juni und Juli an sonnigen Standorten und kommt mit wenig Wasser aus.

Erntezeit:
Blätter: Frühjahr
Blüten: Sommer
Samen: Herbst

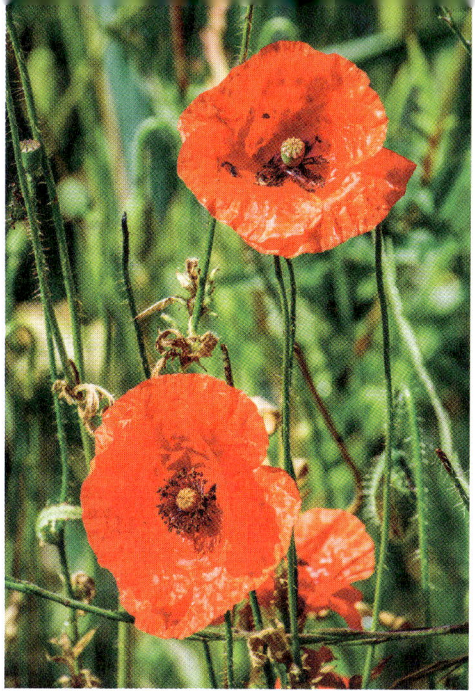

Heilwirkung: Die Pflanze ist mit dem Schlafmohn verwandt und hat eine beruhigende und schweißtreibende Wirkung. Die Blütenblätter sind schleimbildend, hustenlösend und reizlindernd.
Früchte: Sie sorgen für eine ruhige und erholsame Nacht.
Blütenblätter: Bei trockenem Husten 20 g Blütenblätter mit 1 Liter kochendem Wasser übergießen und 15 Minuten ziehen lassen. Maximal 500 ml pro Tag.

Kulinarische Verwendung und Geschmack:
Blätter: Für Salate oder wie ein klassisches gedünstetes Gemüse
Blütenblätter: Eine hübsche, essbare Dekoration für allerlei Speisen
Samen: Werden hauptsächlich zum Bestreuen von Brötchen verwendet.
ACHTUNG: Bei übermäßigem Verzehr kann es zu Benommenheit, Müdigkeit und Magen-Darm-Beschwerden kommen.

GROßE KLETTE

Kategorie: Zweijährige Pflanze aus der Familie der *Asteraceae*
Weitere Namen: Butzenklette
Botanischer Name: *Arctium lappa L.*

Beschreibung: Diese weit verbreitete Pflanze gedeiht auf feuchten Böden, an Wegrändern und auf Brachland. Sie ist in ganz Europa und Asien in Höhenlagen zwischen 200 und 1300 m anzutreffen. Sie kann eine Höhe von 1,50 m erreichen und Blätter von imposanter Größe bilden. Die großen, wechselständigen, gestielten, einfach ovalen Blätter sind auf der Oberseite dunkelgrün, manchmal leicht bläulich (wie Kohlblätter) und auf der Unterseite weißlich und samtig. Die Blattstiele sind rötlich. Zwischen Juli und September erscheinen die Blüten, die sich mit ihren harten, stacheligen Haken an Tierfell, Kleidung und menschlichen Haaren festhalten. Auch die Wurzeln der Klette können stattliche Ausmaße annehmen (4 cm Durchmesser in feuchten Böden).

Erntezeit:
Blattstiele: An den ersten schönen Frühjahrstagen
Wurzeln: Von Herbst bis Frühjahr (nach Bildung der Blütenstiele)

Heilwirkung: Wir haben es hier mit einer bemerkenswerten Heilpflanze zu tun. Sie besitzt natürliche antibiotische Eigenschaften und eignet sich sogar zu Bekämpfung von *Staphylococcus aureus.* Umschläge aus frischen Blättern sind wirksam gegen Ekzeme, Akne, Furunkel, Schuppenflechte, Geschwüre usw. Auch die Wurzeln der Pflanze haben es in sich, denn sie wirken schweißtreibend, harntreibend, blutreinigend und regulieren den Blutzuckerspiegel.

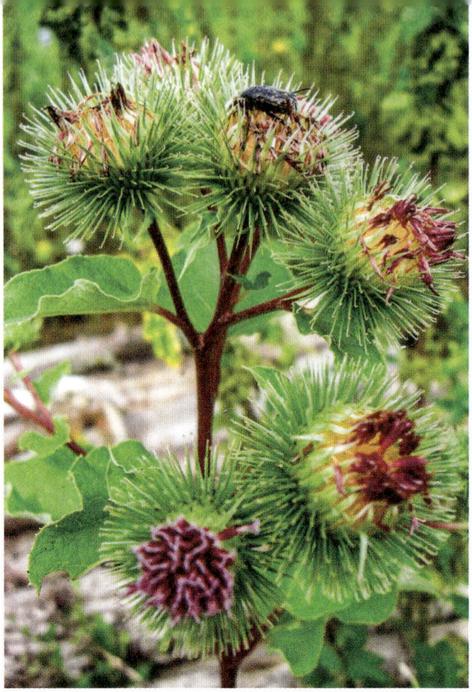

Kulinarische Verwendung und Geschmack: Die Blattstiele müssen vor dem Verzehr geschält und blanchiert werden. Sie passen zu allen Gerichten: Fleisch, Fisch und Gemüse. Die frischen Wurzeln werden zerkleinert und dann gekocht oder in der Pfanne gebraten. Ihr Geschmack erinnert entfernt an Pilze.

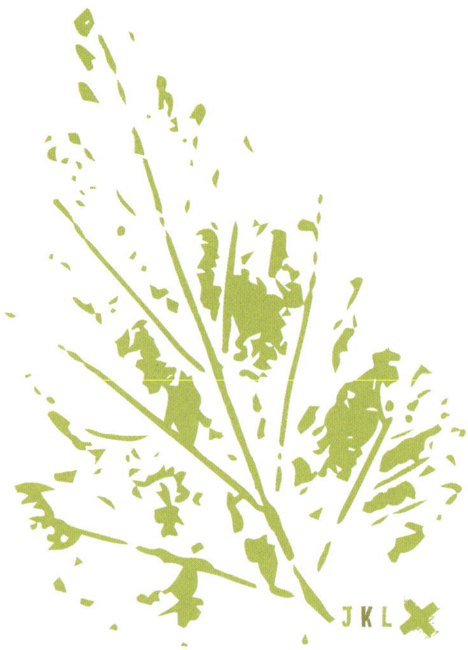

ACKER-KNOBLAUCH

Kategorie: Ausdauernde krautige Pflanze aus der Familie der *Liliaceae*
Weitere Namen: Ackerlauch, Sommerknoblauch
Botanischer Name: *Allium ampeloprasum*

Beschreibung: Den Ackerknoblauch findet man selten als Einzelexemplar. Er bildet Kolonien an feuchten Böschungen oder in Weinbergen und stellt keine besonderen Ansprüche an den Boden. Sein längliches, blaugrünes Laub ähnelt dem von Gartenzwiebeln oder Porree, allerdings ist der weiße Teil kürzer als beim kommerziell kultivierten Lauch oder Porree. Er bildet einen bis 1 m hohen Stiel, der eine Blütendolde in kräftigem Rosa bis Magenta trägt. Seine Zwiebel riecht deutlich nach Knoblauch.

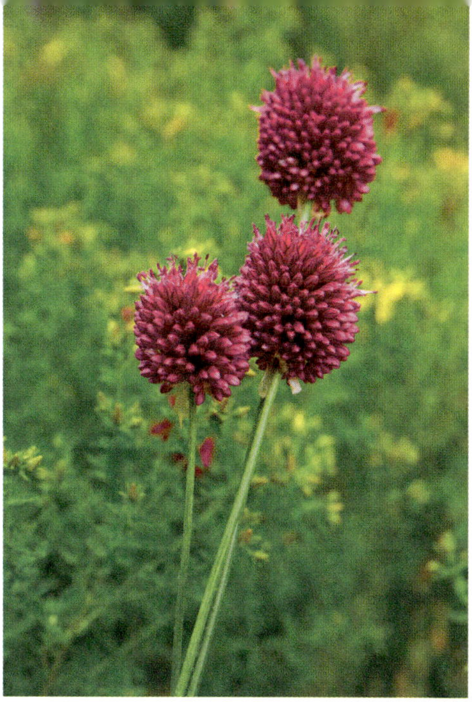

Erntezeit: März bis April

Heilwirkung: Ackerknoblauch wirkt harntreibend und soll bei stillenden Müttern die Milchproduktion ankurbeln. Traditionell wurde er zur Behandlung von Tuberkulose eingesetzt und es hieß, er könne die Fruchtbarkeit von Frauen erhöhen. Er ist abführend, leicht verdaulich und sehr gut zur Bekämpfung von Nierensteinen geeignet. Er lindert Husten und Halsschmerzen und bekämpft Heiserkeit.

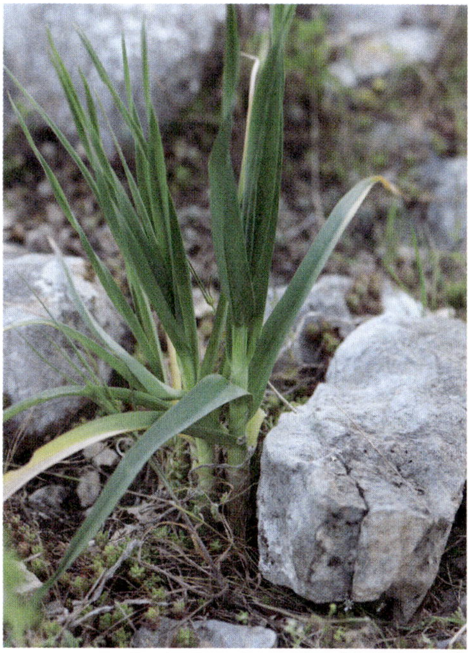

Kulinarische Verwendung und Geschmack: Der Ackerknoblauch kann genau wie kultivierter Lauch für Suppen, Eintöpfe und andere Zubereitungen verwendet werden.

Knoblauchsrauke

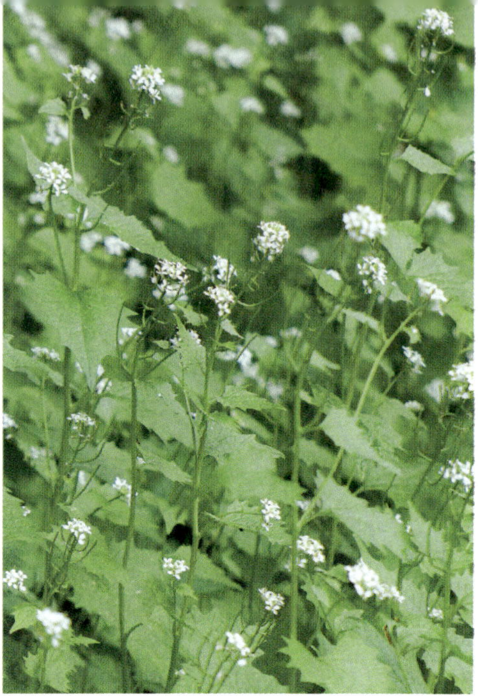

Kategorie: Zweijährige krautige Pflanze aus der Familie der *Brassicaceae*
Weitere Namen: Lauchkraut, Knoblauchhederich
Botanischer Name: *Alliaria petiolata*

Beschreibung: Diese schöne kleine zweijährige Pflanze mit wechselständigen Blättern ist 20–100 cm hoch und wächst an Feldrändern, in Hecken und an anderen kühlen und schattigen Standorten in Europa und Asien. In Mittel- und Hochgebirgen ist sie nicht anzutreffen, da sie ein mildes, gemäßigtes Klima den Bedingungen größerer Höhen vorzieht. Sie trägt im Frühjahr hübsche kleine weiße Blüten. Aus ihnen entwickeln sich dünne Schoten, die wie in die Höhe ragende Röhren aussehen. An ihnen ist die Pflanze gut zu erkennen.

Erntezeit:
Blüten, Blätter, Früchte: April bis Mai
Samen: Juni bis Juli

Heilwirkung: Die Knoblauchsrauke wird wegen ihrer harntreibenden und antirheumatischen Wirkung verwendet, wirkt aber auch blutreinigend und schleimlösend und kann bei Asthma und Harnsäureüberschuss helfen. Wegen ihrer antiseptischen Wirkung eignet sie sich für Umschläge.

Kulinarische Verwendung und Geschmack:
Blätter und Blüten: Junge Blätter und Knospen können als Würzzutat mit Knoblaucharoma an Salate gegeben werden.
Stängel: Schmecken eher wie Kohl.
Samen: Sind wesentlich schärfer und können wie Senf verwendet werden.
Wurzeln: Schmecken ähnlich wie Rettich. Die Schärfe hängt vom Erntezeitpunkt ab.

KLEINBLÜTIGE KÖNIGSKERZE

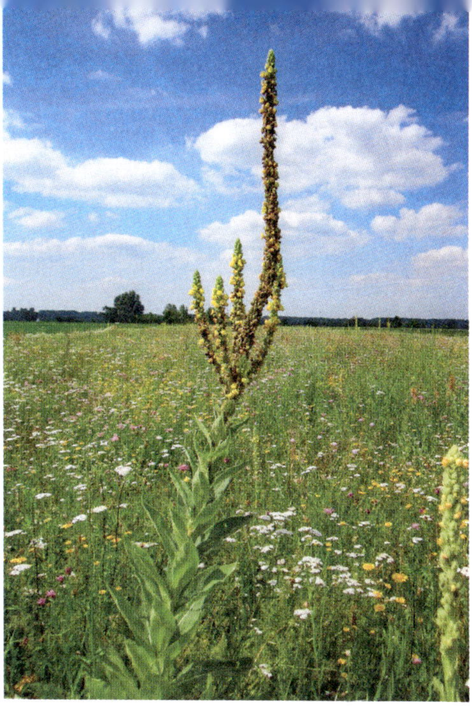

Kategorie: Krautige, zwei- oder mehrjährige Pflanze aus der Familie der *Scrophulariaceae*
Weitere Namen: Marienkerze, Fackelkraut, Himmelsbrand
Botanischer Name: *Verbascum thapsus*

Beschreibung: Diese Pflanze fällt ins Auge. Mit einer Höhe von 2 m und einem Durchmesser von bis zu 1 m ist sie wirklich stattlich. Pflanzen dieser Größe sind in den Tropen nicht so selten, aber bei uns kann man sie an einer Hand abzählen. Man findet sie am Fuß von Mauern, an Wegrändern, auf kalkhaltigen Böden, zwischen Steinen, in der prallen Sonne oder im Schatten. Die Blätter sind groß und flaumig, oft wie Hasenohren geformt, und bilden am Boden eine Rosette. Sie sind blassgrün oder manchmal gräulich. Kleinere Blätter stehen am Stiel, an desen Spitze sich ein langer, aufrechter Blütenstand mit zahlreichen Gruppen kleiner gelber Blüten mit Honigduft bildet.

Erntezeit:
Blätter: Frühjahr
Stängel: Ganzjährig

Heilwirkung: Ein Absud der Blüten und Blätter besitzt schleimlösende Eigenschaften und kann bei Husten, Heiserkeit und anderen Beschwerden der Atemwege angewandt werden.

Kulinarische Verwendung und Geschmack:
Sie können versuchen, ihre Blätter gekocht zu essen. Sie haben allerdings keinen besonderen Geschmack, es sei denn, Sie finden den Geschmack von Styropor interessant!

Weitere Verwendung:
Triebe (Blütenstände): Ich verwende die getrockneten Stängel samt Blütenständen als Fackel: Ich bestreiche die trockenen, dichten Blütenenden des Stängels mit ausreichend Kiefernharz oder Pech und zünde das Ganze dann an. So erhalte ich eine Fackel, die mir etwa 15 Minuten lang Licht spendet.
Toilettenpapier: Die Blätter sind ein hervorragender Ersatz für Toilettenpapier und so weich, dass kein Papier mit ihnen mithalten kann!
Dachbedeckung: Die Blätter können so groß werden, dass man damit das Dach einer Hütte abdecken oder einen Hut im Stil von Crusoe basteln kann.

KORNELKIRSCHE

Kategorie: Strauch aus der Familie der *Cornaceae*
Weitere Namen: Kurbeer-Baum, Herlitze
Botanischer Name: *Cornus mas*

Beschreibung: Dieser außergewöhnlich widerstandsfähige Strauch ist vor allem in lichten Wäldern oder an deren Rändern, in Hecken und Niederwäldern in Osteuropa und im Nahen Osten anzutreffen. Andernorts sieht man ihn seltener, vorwiegend auf kalkhaltigen, durchlässigen Böden. Er kann über 10 m hoch und 300 Jahre alt werden. Seine braunen bis roten, manchmal auch grünen Zweige haben eine schuppige Rinde. Seine Blätter sind sommergrün, ganzrandig und gegenständig, leicht gerunzelt und rundlich mit langer Spitze. Die kräftig dottergelben Blüten sind klein und erscheinen im Februar und März kurz vor den Blättern. Die Früchte sehen aus wie rote Oliven.

Erntezeit: September

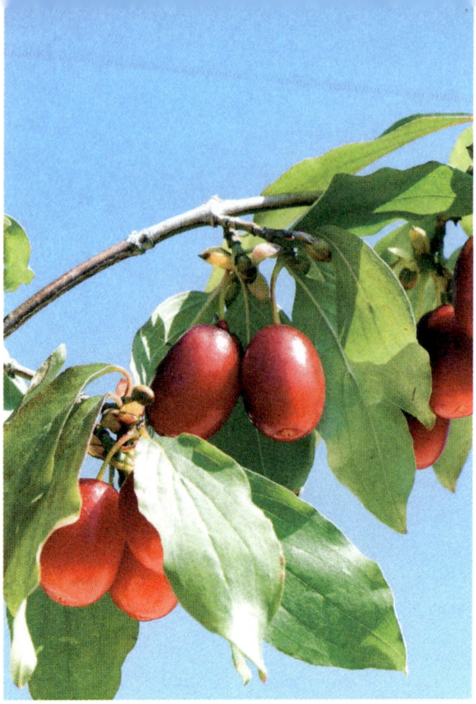

Heilwirkung: Kornelkirschen enthalten Zucker, Pektin, Antioxidantien, Anthozyane, Apfelsäure und Vitamin C. Roh wirken sie abführend, gekocht spenden Sie Energie und wirken lindernd bei Durchfall.

Kulinarische Verwendung und Geschmack:
Sie sollten vorzugsweise gekocht gegessen werden. Wie Mispeln kann man sie aber auch nach dem ersten Frost roh verzehren, denn dann sind sie viel schmackhafter und nicht so sauer. Wenn die Früchte bereits vom Baum gefallen sind, ist die Wahrscheinlichkeit größer, dass sie reif sind. Lassen Sie sie nach dem Sammeln noch etwas liegen, damit sie weich werden.

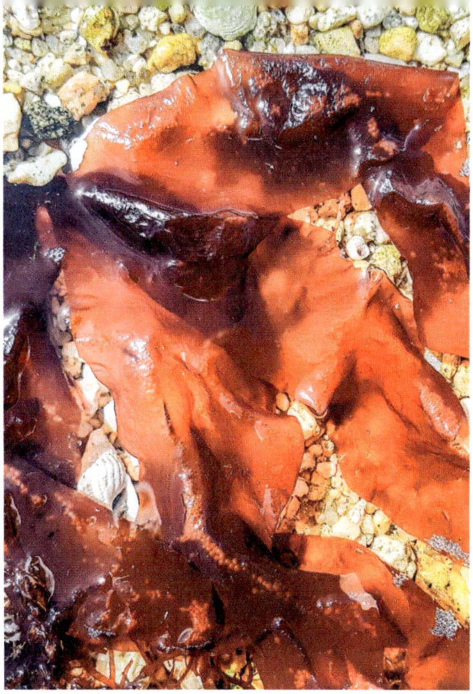

Lappentang

Kategorie: Rotalge aus der Familie der *Palmariaceae*
Weitere Namen: Dulse
Botanischer Name: *Palmaria palmata*

Beschreibung: Der Lappentang trug zunächst die Bezeichnung *Rhodymenia,* wurde dann aber der Familie der Palmariaceae zugeordnet. Er ist an den Atlantikküsten verbreitet und wird oft bei Ebbe angespült. Ernten sollte man ihn aber nur, wenn er sich noch unter Wasser befindet, also lebt. Die langen braunen oder rötlichen Bänder tanzen in der Strömung und können über einen Meter lang werden.

Erntezeit: Das ganze Jahr über, aber im Winter ist der Lappentang zarter, aromatischer und besser lagerfähig.

Heilwirkung: Lappentang ist ähnlich proteinreich wie Soja. Er enthält fast zwanzigmal so viel Kalzium wie Milch (und genauso viel wie Eigelb) und ist zudem reich an Kalium und Phosphor sowie an Magnesium, Zink, Eisen und den Vitaminen B_6, A, E und C. Außerdem versorgt er den Körper mit Jod. Ein Arzt wird Ihnen bestätigen, dass diese essbare Alge remineralisierend, entgiftend, entwässernd, antioxidativ, entzündungshemmend, antimikrobiell, antiviral, antidiabetisch und wurmtreibend ist.

Kulinarische Verwendung und Geschmack: Lappentang kann wie Tafelgemüse zubereitet und verzehrt werden. Er ist das am häufigsten verzehrte Meeresgemüse im Nordatlantik, hat einen zarten Biss und ein feines, nussiges Aroma. Roh und in kleine Stücke geschnitten kann er als Salatzutat verwendet werden. Ebenso ist möglich, ihn unter ein Omelett zu mischen, an Suppen zu geben oder mit anderem Gemüse zu kombinieren.

LINDE

Kategorie: Baum aus der Familie der *Malvaceae*
Botanischer Name: *Tilia*

Beschreibung: Die Linde gedeiht bevorzugt auf kalkhaltigem Boden, in Wäldern, aber auch auf freiem Feld. Sie erreicht leicht eine Höhe von 15 m und bildet eine ausladend tropfenförmige Krone. Die Rinde des Stammes ist grau und glatt und wird in späteren Jahren rissig. Der Stamm einer alten Linde kann mit dem einer Eiche verwechselt werden. Ihre Zweige sind glatt, oft kahl und manchmal rötlich. Die einfachen, sommergrünen, wechselständigen Blätter sind an ihrer Herzform und den fein gezackten Rändern zu erkennen.

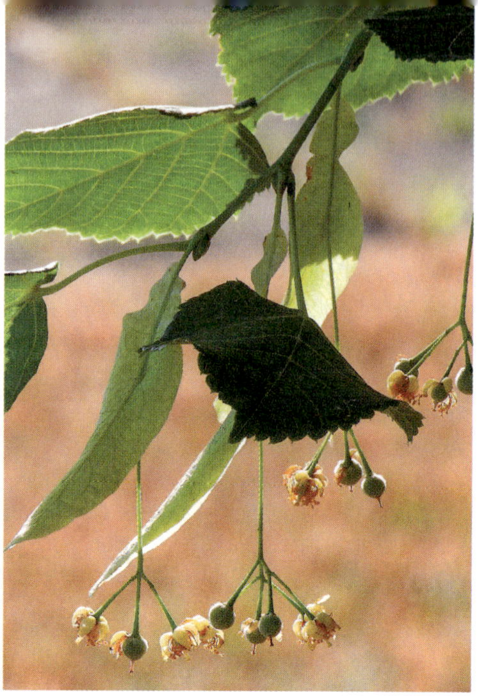

Erntezeit: Vom Frühjahr bis zum Ende des Sommers kann man von der Linde essbare oder heilwirksame Teile ernten.

Heilwirkung: Blätter sind reich an Schleimstoffen, ätherischen Ölen, Gerbstoffen, Glykosiden, Zuckern, Mangan und Vitamin C. Aus den Blütenständen wird traditionell ein beruhigender Tee zubereitet, der bei nervösen Beschwerden, Angstzuständen, Schlaflosigkeit und Depressionen Anwendung findet. Lindenblütentee wirkt beruhigend, schweißtreibend und euphorisierend – aber achten Sie darauf, die Dosierung nicht zu übertreiben, da sonst das Risiko des gegenteiligen Effekts besteht. Ein Aufguss aus dem Splintholz soll die Leber stärken und helfen, Giftstoffe und Harnsäure auszuscheiden.

Kulinarische Verwendung und Geschmack:
Junge Blätter: Man kann sie roh verzehren (die älteren sind zu zäh und haarig). Sie enthalten Schleimstoffe und haben einen sehr angenehmen Geschmack.
Ältere Blätter: Sie werden getrocknet, zerkleinert und gesiebt, um ein Mehl herzustellen, das pflanzliches Eiweiß liefert und Suppen verdicken kann.
Blätter: Aus ihnen kann man einen schmackhaften Tee aufbrühen.
Zweite Rinde (Kambium): Sie ist essbar und kann auch zu einem Mehl verarbeitet werden (z. B. zum Brotbacken).
Blüten: Gut geeignet für einen aromatischen Tee; sie können aber auch roh als Salat gegessen werden.
Saft: Er kann wie Birken- oder Ahornsaft im Frühjahr geerntet werden.
Frische Früchte: Sie können roh oder geröstet verzehrt werden.

Weitere Verwendung: Aus der inneren Rinde kann man Schnüre herstellen. Das Holz ist für Nagetiere giftig und darum bestens geeignet für Kisten zur Aufbewahrung von Vorräten. Holzkohle aus Lindenholz eignet sich, um Wasser zu filtern.

Löwenzahn

Kategorie: Ausdauernde krautige Pflanze aus der Familie der *Asteraceae*
Weitere Namen: Hundeblume, Kuhblume, Pissblume
Botanischer Name: *Taraxacum officinale*

Beschreibung: Der Löwenzahn ist mit seinen grundständigen Rosetten aus länglichen, mehr oder weniger stark gelappten Blättern leicht zu erkennen. Seine leuchtend gelben Blüten stehen einzeln an der Spitze eines hohlen, manchmal behaarten und bis zu 50 cm hohen Stiels. Es gibt zahlreiche Varianten und Unterarten. Der Löwenzahn ist auf der nördlichen Erdhalbkugel fast überall in gemäßigtem Klima unterhalb von 2800 m Höhe zu finden: auf Wiesen, Brachland, und offenen Feldern, am Wegesrand, in Salzmarschen, in Mittelgebirgen, in der Mitte von wenig befahrenen Straßen – aber bevorzugt in praller Sonne.

Erntezeit: Je jünger man die Pflanze erntet, desto zarter ist sie.

Heilwirkung: Löwenzahn ist reich an Mineralien wie Kalzium, Eisen, Natrium, Kalium und enthält außerdem die Vitamine A und B_3. Traditionell wird er zur Stärkung der Leber und zur Entgiftung eingesetzt. Blätter und Wurzeln regen die Gallentätigkeit an, wirken abführend und können helfen, den Cholesterinspiegel im Blut zu regulieren. Die rohen Blätter wirken appetitanregend, harntreibend und sollen Anämie und Gallenschwäche bekämpfen. Die Wurzel enthält viel Inulin und trägt dazu bei, die Funktion der Bauchspeicheldrüse zu normalisieren und den Dickdarm zu stärken.

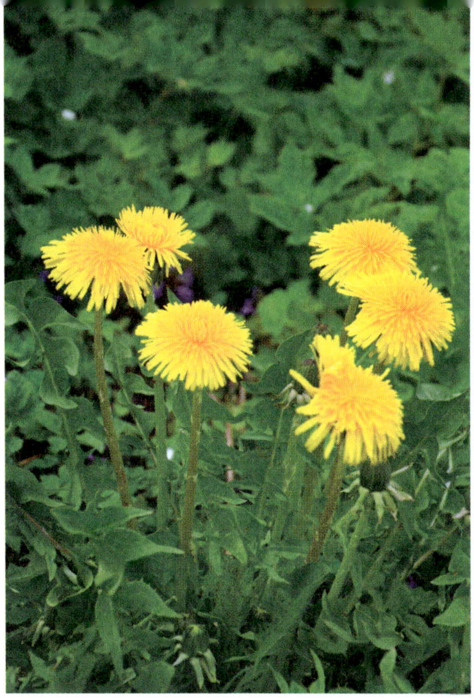

Kulinarische Verwendung und Geschmack:
Blüten: Frisch werden sie zur Herstellung von »Löwenzahnhonig« verwendet, eignen sich aber auch gut zum Rohverzehr.
Junge Blätter: Sie schmecken nur leicht bitter und können in Salaten verzehrt werden. Ältere Blätter sind dagegen zäher und müssen gekocht werden, um sie zu genießen. Für Salate sollten Sie Blätter von jungen Pflanzen bevorzugen, die noch nicht geblüht haben.
Wurzel: Sie kann geröstet, zerkleinert und aufgegossen werden, um einen Kaffeeersatz herzustellen. Mit einem guten Espresso kann sich das Gebräu allerdings nicht messen.

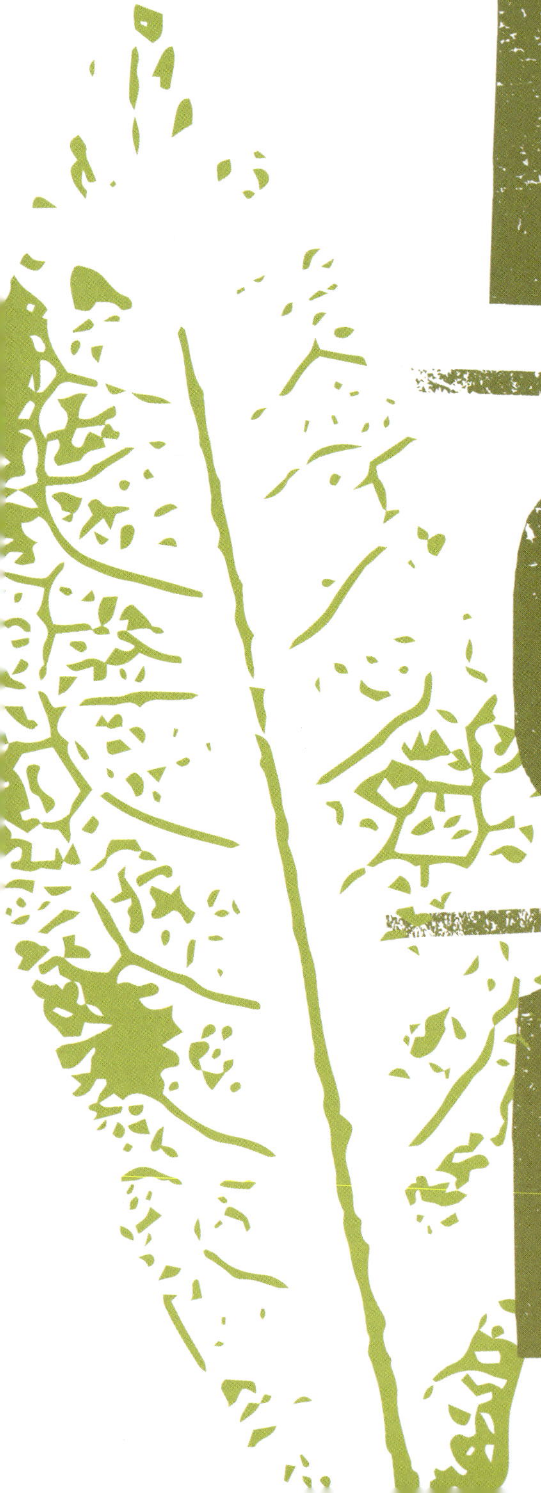

M

O

P

WILDE MALVE

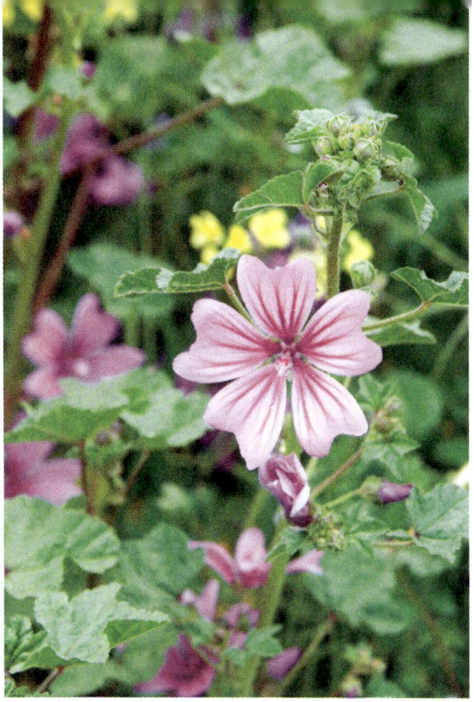

Kategorie: Ausdauernde krautige Pflanze aus der Familie der *Malvaceae*
Weitere Namen: Käsepappel, Rosspappel
Botanischer Name: *Malva sylvestris*

Beschreibung: Die wilde Malve ist ähnlich verbreitet wie die Wegwarte und der Spitzwegerich. Man findet sie fast überall unter 1800 m Höhe, sogar in der Mitte von wenig befahrenen Straßen! Sie wird im Sommer fast 1 m hoch und ist unglaublich hartnäckig und widerstandsfähig. Sie passt sich an alle Geländeformen und Klimazonen an, die Europa zu bieten hat. Im Winter bilden ihre hand- oder fächerförmigen, fünf- bis siebenfach gefalteten Blätter einen flachen Teppich. Von Mai bis September trägt sie offene Blüten aus fünf Kronblättern, die an den Enden eingekerbt sind. Die Blüten sind rosa mit dunklerem Zentrum. Wer die ganze Pflanze ausreißen will, muss einiges an Körperkraft aufwenden.

Erntezeit: Ganzjährig

Heilwirkung: Zu den Inhaltsstoffen der wilden Malve zählen Schleimstoffe, Gerbstoffe und die Vitamine A, B und C. Die jungen Triebe, Blüten und Blätter besitzen eine schmerzlindernde, verdauungsfördernde, abführende und schleimbildende Wirkung. Sie regulieren die Darmtätigkeit und sind auch bei entzündlichen Erkrankungen von Lunge und Bronchien sowie bei Gastritis, Durchfall und Ruhr wirksam. Zudem beruhigen sie die Harnwege und helfen, Blasenentzündungen zu bekämpfen. Und nicht zuletzt zeichnen sie sich durch ihre beruhigende und schlaffördernde Wirkung aus.

Für einen Tee übergießen Sie 10 Blüten oder Blätter mit einer Tasse heißem (nicht kochendem) Wasser und lassen die Mischung 10 Minuten ziehen (3 Tassen pro Tag).
Für eine Lösung zum Gurgeln 50 g Blätter oder Wurzeln und 1 l Wasser verwenden.

Kulinarische Verwendung und Geschmack:
Der Geschmack der jungen Blätter und der sehr jungen Triebe ist recht angenehm, aber ihre Schleimigkeit ist weniger appetitlich. Deshalb empfehle ich die Malve hauptsächlich zum Andicken von Suppen oder Saucen. Man kann die Blätter auch roh essen oder zusammen mit anderen Gemüsesorten zubereiten. Die Blüten sind eine schöne Dekoration für Salate und Desserts.

SEE-MANGOLD

Kategorie: Krautige ausdauernde Pflanze aus der Familie der *Amaranthaceae*
Weitere Namen: Wilde Rübe, Meer-Rübe
Botanischer Name: *Beta vulgaris maritima*

Beschreibung: Wissenschaftler sind sich einig, dass der See-Mangold der Vorfahr aller heute angebauten Rüben ist und schon in prähistorischer Zeit gegessen wurde. Sein Name verrät, dass er vorrangig am Meer zu finden ist, etwa an der Küste von Nord- und Ostsee, aber auch am Mittelmeer. Die mehrjährige Pflanze liebt sandige Böden, die auch felsig sein oder Kiesel enthalten können. Ihre bis 80 cm langen Stängel sind weich, kantig, über die gesamte Länge gefurcht und biegen sich unter dem Gewicht der grünen, spitz zulaufenden Blätter. Die Blätter sind runzelig und je nach Wasserversorgung hell- oder dunkelgrün. Sie ähneln Spinatblättern, sind aber länglicher und dicker.

Erntezeit: Die Blätter im Frühjahr sammeln, solange die Stiele noch dünn und zart sind.

Heilwirkung: Wegen der mild abführenden Wirkung eignet sich der See-Mangold zur Behandlung von Darmträgheit. Er liefert aber auch reichlich Kalium, Natrium, Magnesium, Kalzium, Eisen und die Vitamine A, B_1, B_2, B_3 und C. Die Pflanze stärkt also die Gesundheit allgemein und fördert die Verdauung.

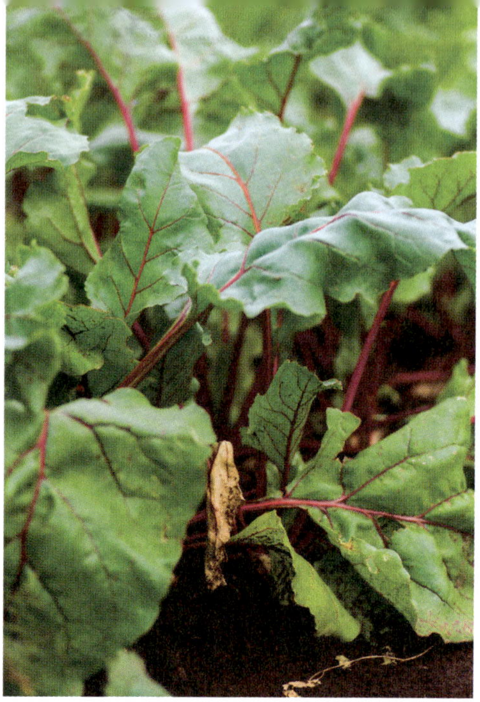

Kulinarische Verwendung und Geschmack: Es empfiehlt sich, nur die frischen jungen Blätter zu essen. Sie können roh für Salate verwendet werden, man kann sie aber auch kochen – allein oder zusammen mit anderen Gemüsesorten.

FELD-MANNSTREU

Kategorie: Krautige ausdauernde Pflanze aus der Familie der *Apiaceae*
Weitere Namen: Donnerdistel, Krausdistel, Rabendistel
Botanischer Name: *Eryngium campestre*

Beschreibung: Der Feld-Mannstreu sieht aus wie eine Distel, gehört aber zur Familie der Doldenblütler. Disteln hingegen werden den *Asteraceae* zugeordnet. Man findet den Feld-Mannstreu oft an Straßenrändern, Böschungen, in der prallen Sonne, auf trockenen, steinigen und kalkhaltigen Böden. Es gibt auch eine Unterart, die in den Sanddünen am Meer wächst. Selbst in Mittelgebirgen bis zu einer Höhe von 1600 m ist die Pflanze anzutreffen. Mit ihren geteilten, stacheligen, grün-grauen Blättern fällt sie ins Auge, und man sollte vermeiden, mit nackten Füßen darauf zu treten. Der gerillte, runde und verzweigte Stängel trägt Dolden aus winzigen, weißen Blüten. Die tiefe Wurzel ist nur sehr schwer auszugraben.

Erntezeit:
Junge Blätter: Frühjahr
Wurzeln: Herbst

Heilwirkung: Diese Pflanze enthält Saponine, Flavonoide und Säuren. Sie wirkt verdauungsfördernd, abführend und harntreibend, und sie kann bei durch Nierensteine verursachten Beschwerden eingesetzt werden.

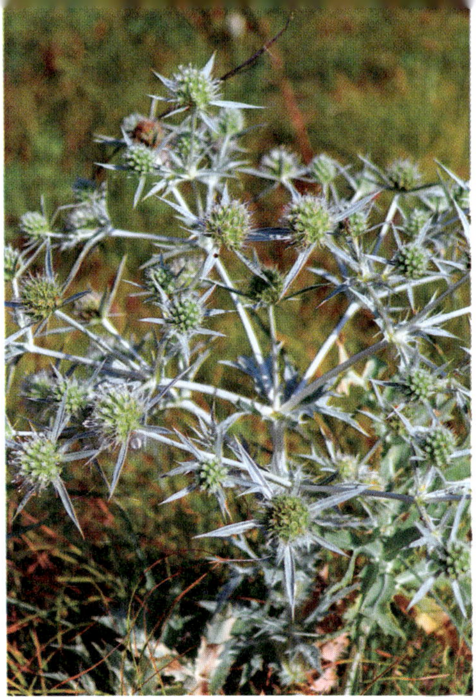

Kulinarische Verwendung und Geschmack:
Die jungen, noch zartgrünen Blätter, die im Herzen der Pflanze zusammengefaltet liegen, haben noch weiche Stacheln. Sie schmecken köstlich – wie Artischocken mit Kiefernsaft. Ich esse den weißeren Teil am liebsten roh! Sie können auch versuchen, die Wurzeln zu kochen. Sie sind allerdings nicht unbedingt ein kulinarischer Hochgenuss. Wenn Sie sich wirklich an dieser Pflanze satt essen wollen, brauchen Sie viel Geduld und riskieren Rückenschmerzen, um in der prallen Sonne genug zu sammeln, denn die jungen Blätter sind nur in geringer Menge vorhanden und werden von den älteren Blättern mit ihren scharfen Stacheln gut verteidigt!

MARGERITE

Kategorie: Krautige ausdauernde Pflanze aus der Familie der *Asteraceae*
Weitere Namen: Wiesenmargerite, Ochsenauge, Dickkopp, Maßliebe
Botanischer Name: *Leucanthemum vulgare*

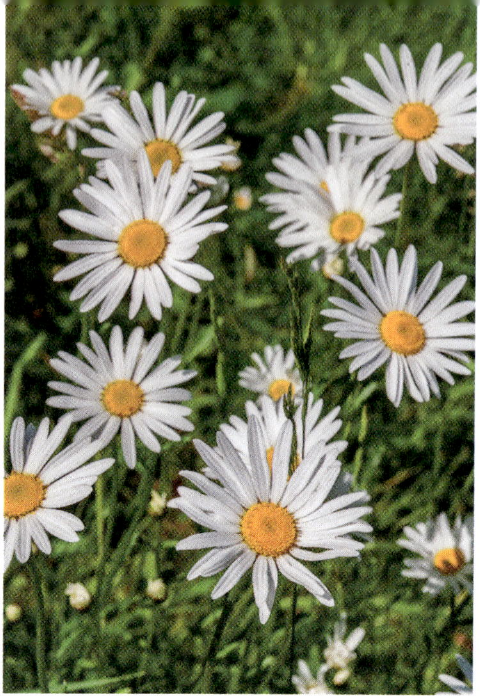

Beschreibung: Die Margerite bildet gern größere Gruppen. Auf bis zu 80 cm hohen Stielen trägt sie weiße Strahlenblüten mit gelbem Zentrum. Sie ist in ganz Europa vertreten, beispielsweise auf Wiesen, im Unterholz, aber auch am Rand von Wegen und Straßen. Sie ist außergewöhnlich anpassungsfähig und gedeiht sowohl auf kalkhaltigen als auch auf leicht sauren Böden.

Erntezeit: Frühjahr und Sommer

Heilwirkung: Aus den getrockneten Blüten kann man einen Tee zubereiten. Die Margerite gehört zur gleichen Familie wie die Kamille und hat wie diese beruhigende, verdauungsfördernde, krampflösende und adstringierende Eigenschaften.

Kulinarische Verwendung und Geschmack:
Früher wurde die Margerite häufig gegessen. Wurzeln, junge Triebe, frische Blätter und Blütenknospen können roh als Salatzutaten verwendet werden. Sie haben ein leicht pfeffriges Aroma mit einem süßlichen Unterton.

Marone

Kategorie: Baum aus der Familie der *Fagaceae*
Weitere Namen: Edelkastanie, Esskastanie
Botanischer Name: *Castanea sativa*

Beschreibung: In Frankreich und Italien gibt es große Bestände an Maronenbäumen. Sie wurden in früheren Zeiten gepflanzt, um Hungersnöten aufgrund von Getreide-Missernten entgegenzuwirken. Die Marone wächst in allen gemäßigten und milden Zonen in Höhen bis 1300 m auf sauren, kalkhaltigen, sandigen, nährstoffarmen und durchlässigen Böden. Der Baum kann über 30 m hoch werden und stellt seine Nachbarn mit seinen großen, länglichen, gezähnten, sommergrünen, wechselständigen, einfach geformten, zerklüfteten und gestielten Blättern in den Schatten. Zwischen Juni und August trägt er 15 cm lange gelbe oder weißliche Kätzchenblüten. Aus ihnen entwickeln sich stachelige, runde Fruchtkapseln, in denen meist drei Esskastanien eingeschlossen sind.

Erntezeit: Schon im Frühherbst tragen einige frühe Exemplare ihre Früchte, aber die beste Erntezeit ist von Oktober bis Dezember. Nach milden Wintern kann man noch bis zum Frühjahr noch gute Esskastanien finden.

Heilwirkung: Rinde, Blatt, Blüte und Frucht sind reich an Gerbstoffen. Sie besitzen adstringierende, blutstillende und beruhigende Eigenschaften und haben sich bei Durchfall bewährt. Frische Esskastanien enthalten Ballaststoffe, Vitamin C, Mineralstoffe und Stärke. Wegen ihres hohen Kohlenhydratgehalts sind sie eine Alternative für Kartoffeln und Nudeln.

Kulinarische Verwendung und Geschmack: Frische Esskastanien kann man – geschält – roh essen. Sie schmecken überraschend gut. Noch besser schmecken sie aber gekocht, über einem

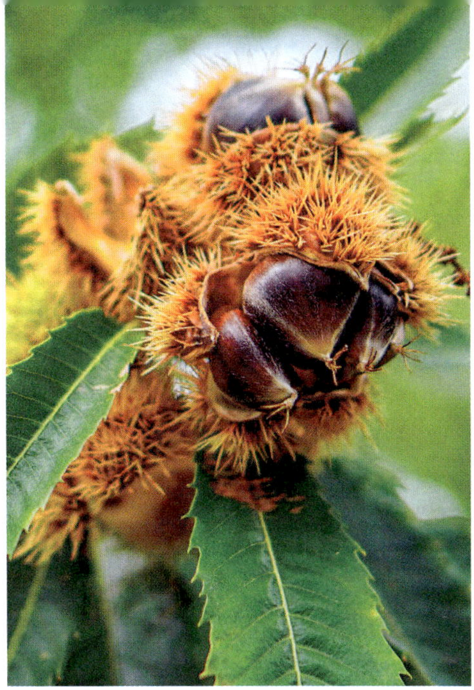

Holzfeuer geröstet (direkt in der Glut oder auf einem Rost) oder in einem Feigenblatt gegart. In guten Jahren schmecken die Maronen köstlich: süß, fest und etwas mehlig, ein Fest für die Geschmacksnerven und ein Glück für Ihren Magen.

ACHTUNG: Verwechseln Sie die Marone oder Esskastanie (Foto oben) nicht mit der Frucht der Rosskastanie, die nicht essbar ist. Die Rosskastanie ist kugelförmig, größer als die Marone und hat kein fasriges »Schwänzchen« an der Spitze. Ihre Fruchtkapsel hat weiße Stacheln und enthält nur eine Frucht.

Mehl: Wer eine größere Menge Maronen gesammelt hat, kann sie trocknen und zu Mehl für den Wintervorrat mahlen. Man kann daraus in mageren Zeiten Brot, Kuchen, Fladen und andere Backwaren zubereiten.

STACHLIGER MÄUSEDORN

Kategorie: Immergrüner Halbstrauch aus der Familie der *Asparagaceae*
Weitere Namen: Dornmyrte
Botanischer Name: *Ruscus aculeatus*

Beschreibung: Der Mäusedorn wird häufig mit der Stechpalme (Ilex) verwechselt, die jedoch ein Baum oder Strauch mit Stamm und Ästen ist. Der Mäusedorn hingegen ist ein etwa 50 cm hoher Halbstrauch, der sich durch Rhizome verbreitet. Man findet ihn in Laubwäldern Europas, Asiens und Nordafrikas, im Buschwerk, in der Macchia und an Böschungen. Was wie Blätter aussieht sind tatsächlich flächig verbreiterte Kurztriebe (Phyllokladien), die zu einer stechenden Spitze auslaufen. Sie tragen winzige grünliche Blüten mit sechs Kronblättern, aus denen sich später die roten Früchte entwickeln.

Erntezeit: Junge Triebe werden im Frühjahr gesammelt.

Heilwirkung: Die Pflanze kann bei schmerzhaften Menstruationsbeschwerden und Blasensteinen hilfreich sein. Sie wirkt außerdem appetitanregend, fiebersenkend und diuretisch. Die Rhizome haben harntreibende und gefäßverengende Eigenschaften und wirken gegen schwere Beine. Die Wurzel enthält Saponine, vor allem Ruscogenin, und kann zur Behandlung von Hämorrhoiden eingesetzt werden.

Kulinarische Verwendung und Geschmack: Die sehr jungen Triebe, die meist violett sind, lassen sich mit einer Drehung des Handgelenks abbrechen. Sie sind roh oder gekocht essbar, ähnlich wie Spargel.

ACHTUNG: Die hübschen roten Beeren enthalten Saponine und sind giftig.

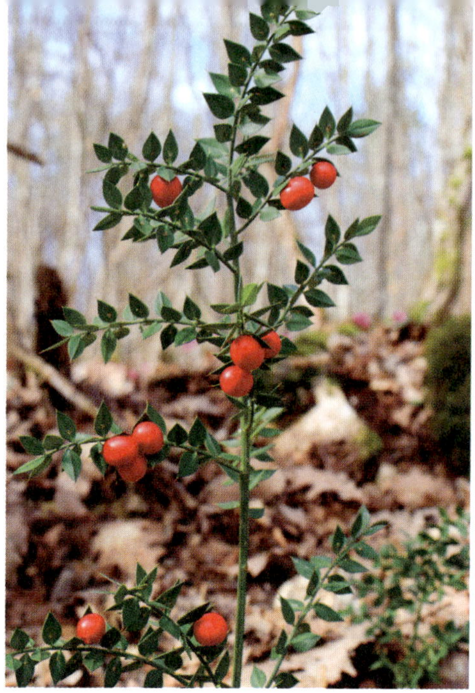

Weitere Verwendung: Der Mäusedorn eignet sich als schützende Barriere um das Nachtlager. Nagetiere, Katzen und Schlangen meiden die stacheligen Scheinblätter. Wer also einige Stunden Ruhe in seinem Unterschlupf haben möchte, kann einige Zweige des Mäusedorns schneiden und ringsherum verteilen. Man kann auch einige Zweige fest um einen Stiel binden, um einen Besen zum Säubern des Lagers herzustellen.

RUNDBLÄTTRIGE MINZE

Kategorie: Krautige ausdauernde Pflanze aus der Familie der *Lamiaceae*
Weitere Namen: Apfelminze
Botanischer Name: *Mentha suaveolens*

Beschreibung: Ich kenne mindestens zehn verschiedene Minzarten, die alle einen starken Geruch verströmen, wenn man auf sie tritt, und einen noch stärkeren, wenn man sie pflückt. Die rundblättrige Minze ist eine der häufigsten Arten. Sie wird 30–60 cm hoch und breitet sich mit unterirdischen Rhizomen teppichartig aus. Ihr aufrechter Stängel ist behaart, ebenso die rundlich-eiförmigen, relativ kleinen Blätter, deren Ränder auffällig gesägt sind. An den Triebspitzen erscheinen Blütenstände mit zahlreichen kleinen rosa oder weißen Blüten. Die rundblättrige Minze ist generell in Höhen bis 1600 m anzutreffen. Im Mittelmeerraum, in der Türkei, in Marokko, in Neuseeland, in Nord- und Südamerika und in England wächst sie hauptsächlich in der Nähe von Bächen und Gräben oder an halbschattigen Wegrändern.

Erntezeit: Ganzjährig, jedoch sollte man nur die sehr jungen, hellgrünen Blätter pflücken.

Heilwirkung: Die Blätter besitzen tonisierende, krampflösende und schmerzstillende Wirkung verleihen. Einige Minzearten enthalten Pulegon, einen Stoff mit antibakterieller Wirkung. Von Bedeutung sind außerdem die Polyphenole, die eine antioxidative Wirkung besitzen.

Kulinarische Verwendung und Geschmack: Um einen Tee aus Minze zuzubereiten, lassen Sie einfach mehrere Blätter in einer kleinen Menge heißem Wasser ziehen. Die Stängel können etwas bitter schmecken und sollten nicht verwendet werden. Dann können Sie den Tee kräftig süßen, wie es bei den Berbern üblich ist.

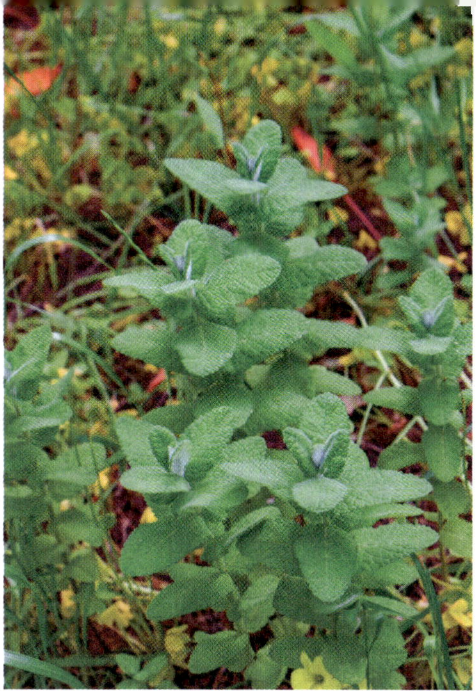

Wenn Sie die Blätter als Gewürz verwenden möchten, sollten Sie sie erst kurz vor der Verwendung hacken. Sie schmecken am intensivsten, wenn sie keine Zeit haben, durch Luftkontakt zu oxidieren.

Weitere Verwendung: Ich benutze Minze gern, um Insekten aus dem Zelt oder vom Outdoor-Lager zu vertreiben. Viele Insekten finden den Geruch unangenehm. Um sich gegen Mückenangriffe zu verteidigen, können Sie eine Handvoll Minze auf die Glut des Lagerfeuers legen.

MISPEL

Kategorie: Baum aus der Familie der *Rosaceae*
Weitere Namen: Asperl, Dürgen, Hundsärsch
Botanischer Name: *Mespilus germanica*

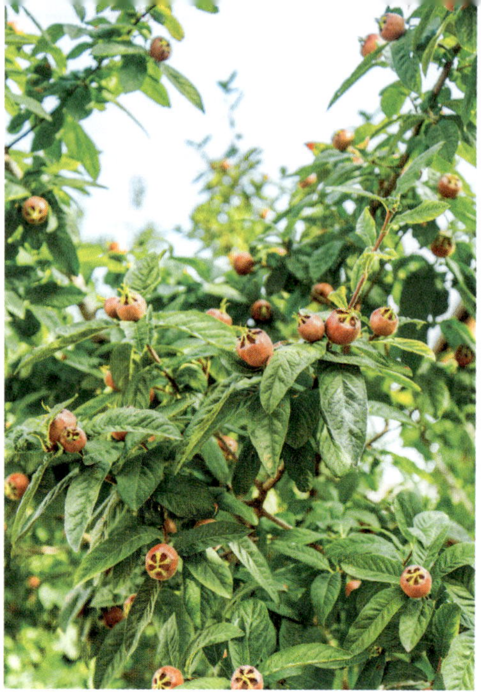

Beschreibung: Unsere Großeltern kannten diesen Baum noch gut, denn er kam früher in Europa relativ häufig vor. Selbst harter Frost macht ihm nichts aus, aber hohe Luftfeuchtigkeit mag er nicht besonders. Die Mispel wird etwa 5 m hoch und erinnert mit der dunklen, schuppigen und rissigen Rinde an einen alten Birnbaum. Die blassgrünen Blätter sind wechselständig, unregelmäßig gezähnt, elliptisch geformt und spitz zulaufend. Die Blüten erscheinen im Mai und Juni und ähneln denen eines Apfelbaums; tatsächlich gehört die Mispel auch zu den Kernobstsorten. Die flach birnenförmigen Früchte haben einen Durchmesser von 3–6 cm und eine raue braune Schale. Sie sind steinhart und erst essbar, wenn sie durch Frosteinwirkung weich geworden sind.

Erntezeit: Ab Oktober (nach den ersten Frösten)

Heilwirkung: Mispeln wirken insgesamt kräftigend, denn sie enthalten die Vitamine C und B, Zucker und Tannine.

Kulinarische Verwendung und Geschmack:
Um genießbar zu werden, müssen die Früchte zunächst an einem luftigen, trockenen Ort (ein Felsenkeller ist perfekt) eine Weile gelagert werden, bis sie weich und bläulich werden. Dadurch wird ihr herber, saurer Geschmack milder.

WILDE MÖHRE

Kategorie: Zweijährige krautige Pflanze aus der Familie der *Apiaceae*
Weitere Namen: Eselsmöhre, Moorwuttel, Mohrrübe, Murke
Botanischer Name: *Daucus carota subsp. carota*

Beschreibung: Es gibt viele Unterarten der wilden Karotte. Sie alle sind die Vorfahren unserer Kulturkarotten. Diese zweijährige Pflanze, die in der Blütezeit über einen Meter hoch werden kann, ist in gemäßigtem Klima in Höhen bis 1700 m wirklich überall zu finden: an Wegrändern, auf Feldern, auf sandigen und kalkhaltigen Böden, an trockenen Hängen, auf trockenem Brachland in der prallen Sonne. Sie ist leicht an ihren weißen, manchmal blass rosa getönten Blütenständen zu erkennen, in deren Mitte sich eine winzige, schwärzliche bis purpurrote Blüte befindet. Die wechselständigen, fein gefiederten Blätter sehen ebenso aus wie bei den Kulturformen. Die Stängel sind behaart, gerillt und auf ganzer Länge leicht rau. Die Pfahlwurzeln sind fest, manchmal holzig, und weißlich-gelb. Wenn Sie an Ihrem Fund zweifeln, riechen Sie an der Wurzel: Ein kräftiger Karottengeruch ist ein sicheres Kennzeichen. Übrigens wurden orangefarbene Karotten von niederländischen Gärtnern und Gemüsebauern zu Ehren ihres Königshauses (Oranien) durch Selektion gezüchtet.

Erntezeit: Die Wurzeln werden am besten im Spätsommer oder Herbst des ersten Standjahrs geerntet. Grundsätzlich sind Blätter und Wurzel zarter, bevor die Pflanze beginnt, Blüten zu bilden.

Heilwirkung: Die wilde Möhre hat die gleichen positiven Eigenschaften wie unsere Kulturkarotte, abgesehen vom Karotin, das den Kultursorten ihre Farbe verleiht. Sie finden in der Wurzel

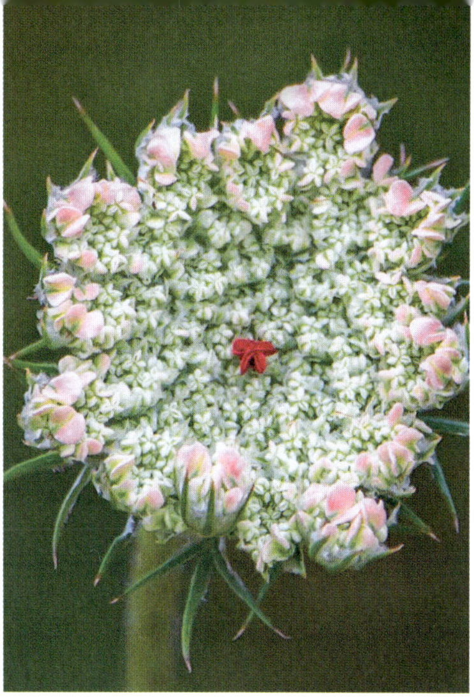

Vitamin B_1, B_2, B_6, B_3 und C, in den Blättern viele Mineralstoffe und in den Samen Flavonoide. All das ist in Überlebenssituationen wertvoll, denn die Pflanze regt die Gallentätigkeit an, wirkt leberstärkend, harn- und blähungstreibend. Hautbeschwerden und Reizungen lassen sich durch Einreiben mit Möhrensaft lindern. Innerlich angewendet kommt seine entgiftende Wirkung auch der Leber zugute.

Kulinarische Verwendung und Geschmack: Die Wurzel kann roh oder gekocht genossen werden. Sie schmeckt süßlich, manchmal auch etwas scharf, also ähnlich wie ihre domestizierten Verwandten. Allerdings sollten Sie keine kulinarischen Wunder erwarten! Auch wenn der Geschmack wirklich an die Gartenmöhre erinnert, gelegentlich mit Anklängen von Petersilie oder Sellerie, ist das Innere der Wurzel fester und oft holzig. Im günstigsten Fall kann die Wurzel süß und sehr aromatisch schmecken. Die jungen Blätter eignen sich gut für Salate oder Suppen.

GEMEINER ODERMENNIG

Kategorie: Krautige ausdauernde Pflanze aus der Familie der *Rosaceae*
Weitere Namen: Gemeiner / gewöhnlicher Odermennig, Ackerkraut, Ackerblume
Botanischer Name: *Agrimonia eupatoria*

Beschreibung: Der Odermennig wächst an Wegrändern, auf Brachwiesen, in Gebüschen und an Böschungen und scheint sich in jedem Lebensraum wohl zu fühlen. Er ist in ganz Europa verbreitet. Die bis zu 80 cm hohe Heilpflanze hat behaarte Stängel, die sich aus Rhizomen erheben. Diese Stängel tragen die ebenfalls behaarten Blätter und die gelben Blüten, die von Juni bis September erscheinen. Aus den Blüten entwickeln sich kapselartige, mit Borsten besetzte Früchte, die sich an allem festhalten, was sie streift.
Sein griechischer Name *(argema)* leitet sich ursprünglich von dem Namen einer Mohnblume ab, die zur Behandlung von Augenflecken verwendet wurde. Da auch der Odermennig gegen solche Beschwerden hilft, hat er den Namen seines Vetters aus dem amtlichen Arzneibuch übernommen. Bemerkenswert an der Pflanze sind die Kelchblätter, die zu hakigen Borsten zusammenwachsen, sich am Fell vorbeilaufender Tiere (und den Hosen von Spaziergängern) festhalten und so für die Verbreitung in der Natur sorgen.

Erntezeit: Juni bis September

Heilwirkung: Seit der Antike wird diese Pflanze für die verschiedensten medizinischen Zwecke verwendet, von der Behandlung von Geschwüren und Venenschwäche bis hin zu grauem Star, Hämorrhoiden, Durchfall und Diabetes sowie zur Anregung der Verdauungsfunktionen. Wegen der adstringierenden Inhaltsstoffe kann der Odermennig für Kompressen oder Tee bei Hautentzündungen und zur Linderung von Reizungen der Verdauungs- und Atemwege verwendet werden. Kurz gesagt: Er wirkt gegen Mund- und Halsschmerzen.
Absud: 100 g Blätter in 1 Liter Wasser kochen, bis die Flüssigkeit etwas reduziert ist. Für Kompressen oder zum Gurgeln und Spülen verwenden.
Tee: 30 g Blätter auf 1 Liter Wasser. Nicht mehr als 4 Tassen pro Tag.

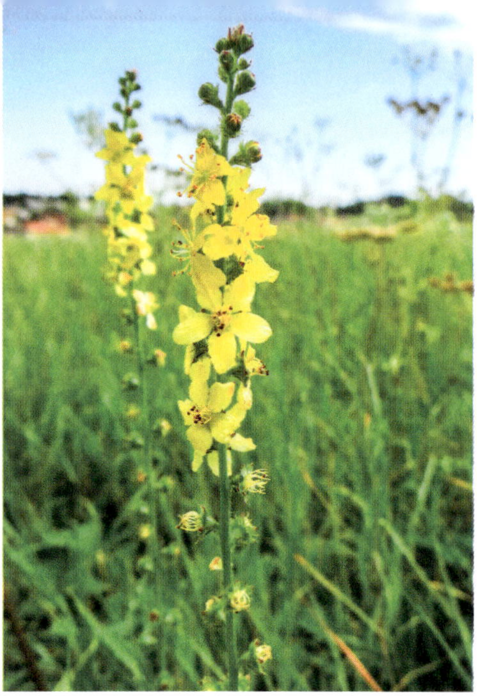

Kulinarische Verwendung und Geschmack: Ich persönlich esse den Odermennig nicht, gleichwohl können die weichen Teile roh oder gekocht verzehrt werden. Die Blüten ergeben einen schmackhaften Tee.

Weitere Verwendung: Der Odermennig ist eine traditionelle Färberpflanze. Ein Absud aus den Stängeln färbt Stoff in einem schönen Ockergelb.

Oregano

Kategorie: Ausdauernde krautige Pflanze aus der Familie der *Lamiaceae*
Weitere Namen: Wilder Majoran, Dost, Müllerkraut
Botanischer Name: *Origanum vulgare*

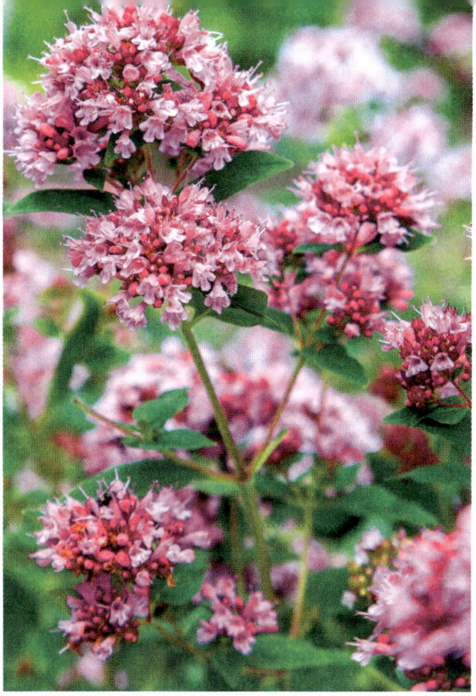

Beschreibung: Diese kleine Pflanze ist vor allem im südlichen Europa verbreitet, wächst aber auch in kühleren Regionen. Brachland und trockene, sonnige Böden sind ihr bevorzugtes Terrain, insgesamt ist sie anspruchslos. Der Oregano ist mit dem Majoran verwandt und kann bis 80 cm hoch werden, erreicht aber meist Höhen um 40 cm. Die ungestielten dunkelgrünen Blätter sind oval und etwa 2 cm lang. An der Spitze der kantigen, behaarten Stängel erscheinen im Frühsommer Blütenstände aus kleinen rosa (seltener weißen) Blüten.

Erntezeit:
Blätter: Der Geschmack ist im Frühjahr am besten.
Blühende Triebspitzen: Hochsommer. Trocknet man sie sofort, kann man sie den ganzen Winter über für Tee nutzen.

Heilwirkung: Das ätherische Öl des Oregano enthält Thymol und Carvacrol, zwei Stoffe, die gegen Entzündungen der Bronchien helfen. Frische zerdrückte Blätter können äußerlich gegen Rheuma und Nackenverspannungen angewandt werden. Oregano regt den Appetit an.

Kulinarische Verwendung und Geschmack:
Ich verwende Oregano hauptsächlich zum Aromatisieren von Wasser, das durch Kochen trinkbar gemacht wird, oder zum Würzen von Speisen. Sein feines Aroma erinnert entfernt an Thymian.

Pastinake

Kategorie: Krautige zweijährige Pflanze aus der Familie der *Apiaceae*
Weitere Namen: Pastinak (der)
Botanischer Name: *Pastinaca sativa* ssp. *sylvestris*

Beschreibung: Die zweijährige Pflanze von 50 cm bis 2 m Höhe wächst in ganz Europa auf Wiesen und Ödland, an Wegen und Waldrändern, solange der Boden kalkhaltig ist. Im Juli und August trägt sie gelbe Blütendolden und bildet später abgeflachte Früchte, die an Fenchelsamen erinnern. Die Pflanze ist mehr oder weniger behaart und rau, die Blätter an der Basis sind in fünf bis elf ovale, mehr oder weniger gezähnte Fiederblättchen gegliedert. Die oberen Blätter sind schmal, dreilappig und ganzrandig. Die Pastinake wurde früher regelmäßig angebaut, dann aber von der Kartoffel verdrängt. In jüngerer Zeit erlebt sie eine Renaissance. Um die Wurzeln zu ernten, muss man sie meist ausgraben, denn sie sind oft in mehrere Spitzen geteilt und lassen sich nur schwer aus der Erde ziehen.

Erntezeit: Am besten schmecken die Wurzeln am Ende des Winters.

Heilwirkung: Die Pastinake ist reich an Kohlenhydraten, Kalium und Phosphor. Sie enthält mehr Vitamine und Mineralstoffe als die Möhre, die zur gleichen Familie gehört. Ihr hoher Ballaststoffgehalt wirkt sich positiv auf die Verdauungsorgane aus.

Kulinarische Verwendung und Geschmack:
Wurzeln: Sie schmecken am besten, wenn sie Frost bekommen haben. Ihr Geschmack erinnert an Karotten und Rüben, ist dabei aber nussig, manchmal auch etwas scharf und süßlich. Sie können gekocht, als Suppe oder geraspelt als Rohkost zubereitet werden.

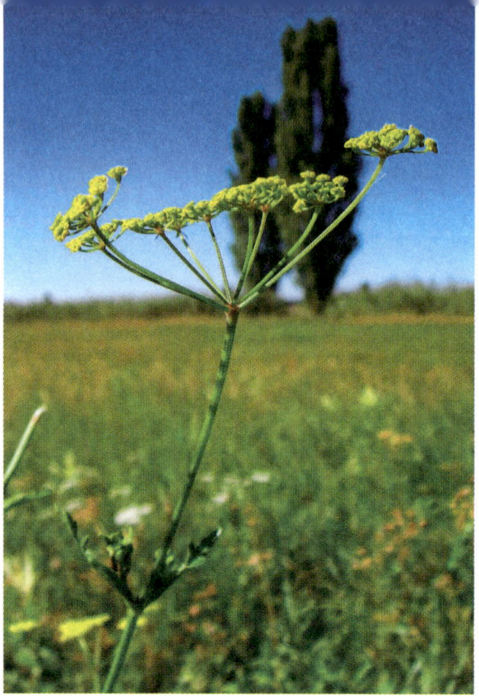

Sehr junge Blätter: Im Frühjahr, vor der Blütenbildung, können die jungen Blätter roh als Würzkraut wie Petersilie oder Basilikum verwendet werden. Es ist auch möglich, sie wie Spinat zuzubereiten.

ACHTUNG: Der Saft, der Stängel, seine Blätter und vor allem seine Blüten enthalten fotosensibilisierende Stoffe und können schmerzhafte Hautreizungen, Blasen und Rötungen verursachen. Daher sollte man vor allem während der Blütezeit vermeiden, die Pflanze zu berühren.

PFERDEEPPICH

Kategorie: Krautige Pflanze aus der Familie der *Apiaceae*
Weitere Namen: Schwarzer Liebstöckel, Smyrnerkraut
Botanischer Name: *Smyrnium olusatrum*

Beschreibung: Diese Pflanze fühlt sich an sonnigen Standorten mit frischen, humus- und nährstoffreichen Böden wohl. Man findet sie auf brachliegenden Flächen in Südfrankreich, aber auch in den südeuropäischen Ländern, Nordafrika, England und Westasien. Sie erreicht eine Höhe von über 1,50 m. Mit den steifen, kräftigen, hohlen, gerillten Stängeln und den großen, wechselständigen Blättern in hellem Grün fällt sie ins Auge. Im Sommer trägt sie Blütendolden in Rosa oder Weiß, die denen von Engelwurz oder Bärenklau ähneln und von einem ungeübten Auge leicht verwechselt werden können. Wichtig ist aber, dass man den schwarzen Liebstöckel nicht mit dem stark giftigen großen Schierling verwechselt.

Erntezeit: Frühjahr

Heilwirkung: Früchte und Wurzeln wirken harntreibend und sollen außerdem die Verdauungsorgane stärken.

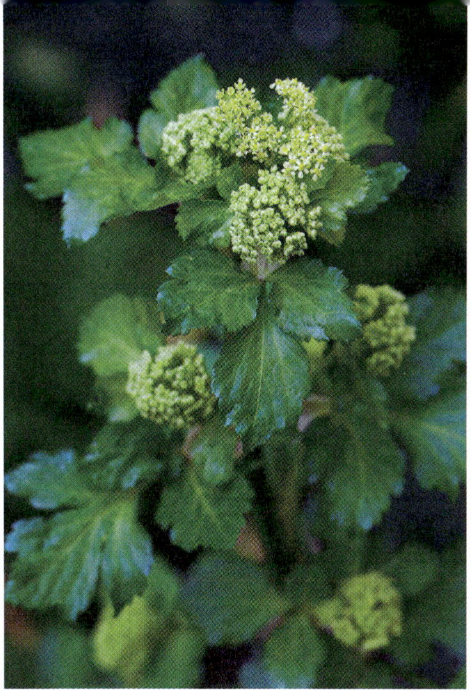

Kulinarische Verwendung und Geschmack: Alle Teile dieser Pflanze sind essbar – die Blüten im Knospenstadium, voll erblüht und sogar die jungen Früchte, die sich aus ihnen bilden. Die Samen können zerkleinert und wie Pfeffer zum Würzen von Speisen verwendet werden. Die Wurzeln können roh und gekocht verzehrt werden. Die jüngsten Triebe schmecken roh in Salaten, man kann sie aber auch kochen. Die älteren Blätter haben einen ausgeprägten Selleriegeschmack, darum verwende ich sie gern zum Aromatisieren von Fleisch und zum Verfeinern von Suppen. Weil sich der leicht süßliche Geschmack beim Kochen entfaltet, gebe ich sie sogar an das Kochwasser für Makkaroni.

PINIE

Kategorie: Nadelbaum aus der Familie der *Pinaceae*
Weitere Namen: Mittelmeerkiefer, Schirmkiefer
Botanischer Name: *Pinus pinea*

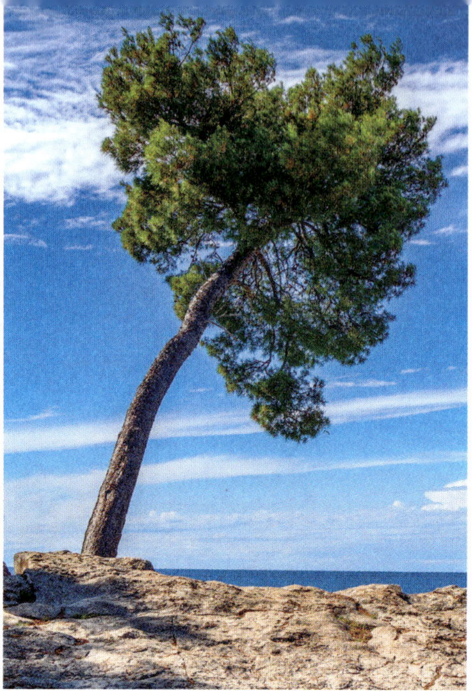

Beschreibung: Pinien sind an ihrer schirmartigen Silhouette leicht zu erkennen. Sie können bis 30 m hoch werden und gehören zum typischen Landschaftsbild Südostfrankreichs und des Mittelmeerraums, sind aber zunehmend auch an der Atlantikküste, in Spanien und Portugal sowie in Algerien zu finden. Ihre charakteristische Rinde besteht aus glatten, braunen, länglichen Platten. Die Pinienzapfen haben eine ungewöhnlich lange Reifungszeit von drei Jahren. Erst dann kann man die Pinienkerne ernten, die meiner Meinung nach zum Besten gehören, das man als »Survivor« finden kann.

Erntezeit: Sie müssen nur den Eichhörnchen folgen, die sich über die Pinienkerne hermachen. Im Juni kann man die Kerne am Fuß der Bäume sammeln.

Heilwirkung: Pinienkerne sind reich an Phosphor, Eiweiß, Eisen, Magnesium und den Vitaminen B_3 und B_1. Sie sind ein echtes Kraftfutter!

Kulinarische Verwendung und Geschmack:
Pinienkerne: Diese kleinen Kerne sind nicht nur nährstoffreich und gesund, sondern auch vielseitig verwendbar: roh in Salaten aller Art, leicht geröstet mit Fleisch oder Fisch. Beim Rösten verströmen sie einen harzigen Duft.
Baumsaft: Er kann mit Wasser verdünnt und getrunken werden.
Zerdrückte Nadeln: Geeignet für eine Teemischung mit harzig-würzigem Aroma.

PORTULAK

Kategorie: Einjährige Pflanze aus der Familie der *Portulacaceae*
Weitere Namen: Postelein, Tellerkraut
Botanischer Name: *Portulaca oleracea*

Beschreibung: Der Portulak ist eine Wildpflanze, von der ich einfach nicht genug bekommen kann. Er ist in Höhen bis 1000 m sehr verbreitet und auch in Gärten anzutreffen, wo er sich oft nach dem Umgraben als eine der ersten Pflanzen zeigt. Er breitet sich kriechend mit glatten, rötlich glänzenden Stängeln aus, die wechselständige, fleischige, ovale Blätter tragen. Die kleinen gelben Blüten enthalten winzige schwarze Samen. Die Wurzel ist lang und weiß. Die genügsame Pflanze kann auch in voller Sonne und ohne viel Wasser einen Durchmesser von 1 m erreichen und somit einige Mäuler stopfen.

Erntezeit: Die jungen Triebe schmecken vor der Blütenbildung am besten. Sie sollten in den Sommermonaten geerntet werden.

Heilwirkung: Portulak ist reich an Omega-3-Fettsäuren (Gamma-Linolensäure), die Schutz vor Herz-Kreislauf-Erkrankungen bieten. Er hat einen hohen Anteil an Schleimstoffen, wirkt harntreibend und entwurmend. Außerdem ist er reich an den Vitaminen A, E und C, macht also munter. Ein wertvoller Inhaltsstoff ist außerdem das Glutathion, das antioxidative Eigenschaften besitzt. Und schließlich enthält Portulak auch Kalzium, Magnesium, Kalium und Phosphor. Was will man mehr?

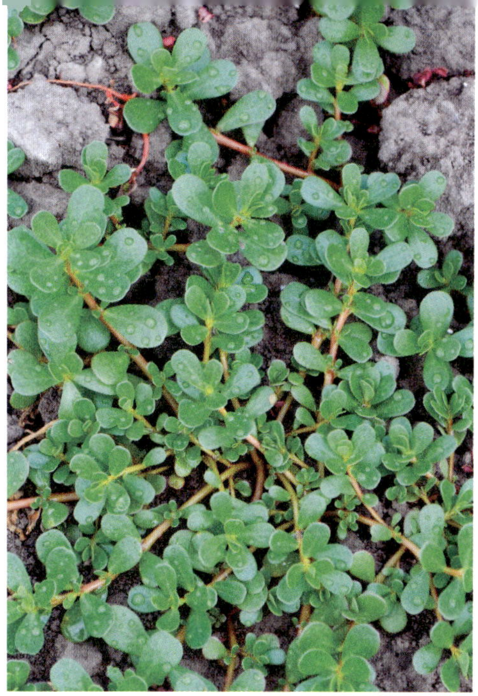

Kulinarische Verwendung und Geschmack: Die knackig-fleischigen Blätter mit dem mild-säuerlichen Geschmack sind eine Bereicherung für jeden Salat. Man kann den Portulak aber auch kochen und wie grüne Bohnen genießen.

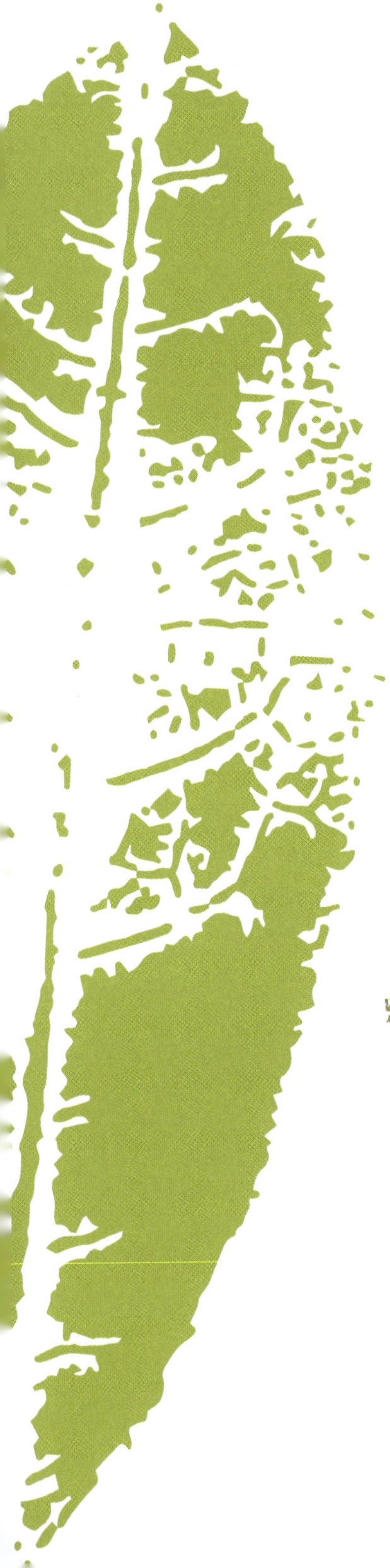

Q

R

S

Queller

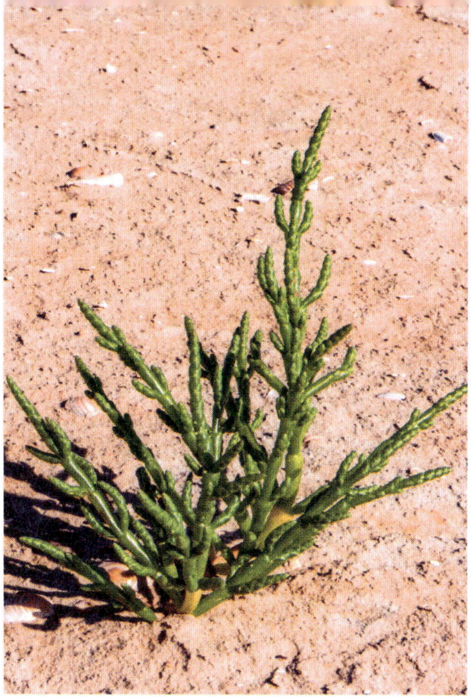

Kategorie: Einjährige stammsukkulente Küstenpflanze aus der Familie der *Amaranthaceae*
Weitere Namen: Meeresspargel, Salicorn
Botanischer Name: *Salicornia europaea L.*

Beschreibung: Auf Salzwiesen an der Küste ist diese kleine Pflanze häufiger anzutreffen. Sie bildet große Kolonien und steht buchstäblich mit dem Kopf in der Sonne und mit den Füßen im Brackwasser und Sand. Sie gedeiht nur, wenn es in ihrer unmittelbaren Umgebung Salzwasser gibt. Die meist einjährige Pflanze bildet keine Blätter im engeren Sinn, sondern verzweigte, fleischige Triebe, die eine Größe von 50 cm erreichen können. Im August und September trägt sie Dreiergruppen aus kleinen, unscheinbaren Blüten. Alle Salicornien sind essbar.

Erntezeit: Ganzjährig

Heilwirkung: Der Queller enthält viel Vitamin C, Oxalat, Natrium und Brom. Für Menschen, die zu Nierensteinen neigen, ist er nicht geeignet. Ansonsten trägt er zur Flüssigkeitsversorgung des Körpers bei und liefert einen wertvollen Beitrag zum Vitamin- und Mineralstoffhaushalt.

Kulinarische Verwendung und Geschmack: Es ist ratsam, nur die jungen Triebe zu sammeln, die viel zarter, knackiger und saftiger sind als die älteren Triebe, die holzig werden können. Der Geschmack ist leicht salzig und säuerlich. Ich esse sie gern roh, aber sie eignen sich auch gut als Zutat zu Fleisch, Fisch und Meeresfrüchten.

RIEMENTANG

Kategorie: Braunalge aus der Familie der *Himanthaliaceae*
Weitere Namen: Meeres-Spaghetti, Meeresbohne
Botanischer Name: *Himanthalia elongata*

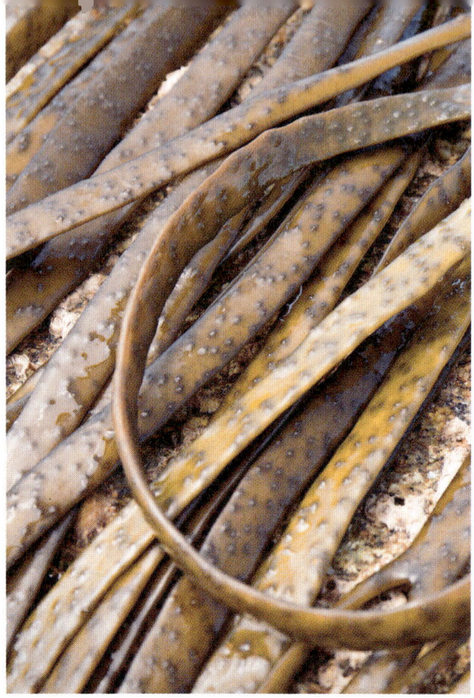

Beschreibung: Diese Braunalge kann die mehrere Meter lang werden und hat tatsächlich eine gewisse Ähnlichkeit mit einer überlangen Bohne. Man findet sie reichlich an der bretonischen Küste, in von Wellen und Strömung gut bewegtem Wasser. Sie ist nicht zu übersehen, denn sie besiedelt die Felsen in Büscheln und wächst aus einem seltsamen, schüsselförmigen Organ. Für Überlebenssituationen ist sie ein wahres Geschenk, denn man kann binnen kurzer Zeit mehrere Kilogramm Nahrung sammeln.

Erntezeit: Bei Niedrigwasser. Im Frühjahr ist der Riementang zarter als im Sommer.

Heilwirkung: Interessant ist sein Gehalt an Vitamin C und sein hoher Anteil an Ballaststoffen und verwertbarem Eisen. Der Riementang enthält aber auch Kohlenhydrate, Fett, Magnesium, Kalium, Kalzium, Jod und Natrium.

Kulinarische Verwendung und Geschmack: In kochendes, leicht gesalzenes Wasser geben und zwischendurch immer wieder probieren. Normalerweise ist der Riementang in 10 Minuten gar, aber je weiter die Saison in Richtung Sommer voranschreitet, desto länger wird die Kochzeit. Der Jodgeschmack kommt am besten zur Geltung, wenn die Bänder al dente gegart werden.

Robinie

Kategorie: Baum aus der Familie der *Fabaceae*
Weitere Namen: Falsche Akazie, Schotendorn, Silberregen
Botanischer Name: *Robinia pseudoacacia L.*

Beschreibung: Der Name geht auf den Botaniker Jean Robin zurück, den Hofgärtner am französischen Königshaus, der die Pflanze im 16. Jahrhundert von Kanada nach Frankreich brachte. Robinien wachsen vorwiegend im Flachland, meist in Gruppen (Hainen). Die Bäume mit der schlanken Gestalt wachsen schnell, können über 25 m hoch werden, einen Durchmesser von 1 m erreichen und Hunderte von Jahren alt werden. Die Blätter bestehen aus etwa einem Dutzend kleiner ovaler Fiederblätter. Der Stamm und die jungen Triebe tragen kräftige Dornen. Die Rinde ist graubraun, dick und zeigt Risse in Längsrichtung. Im Frühjahr erscheinen Trauben aus weißen, nektarreichen Blüten. Seine Früchte sehen aus wie flache Bohnen mit Samen im Inneren. Das Holz gilt als unverrottbar.

Erntezeit: Die Blütenstände können im Frühjahr geerntet werden.

Heilwirkung: Der Pollen der Blüten wirkt beruhigend.

Kulinarische Verwendung und Geschmack: Die weißen Blütentrauben im Frühjahr sind köstlich, und man kann sie direkt vom Baum genießen (allerdings sollte man übermäßige Mengen vermeiden). Ihr Duft erinnert an Orangenblüten. Man kann sie auch in Backteig tauchen und frittieren, was allerdings in Überlebenssituationen eher unrealistisch ist.

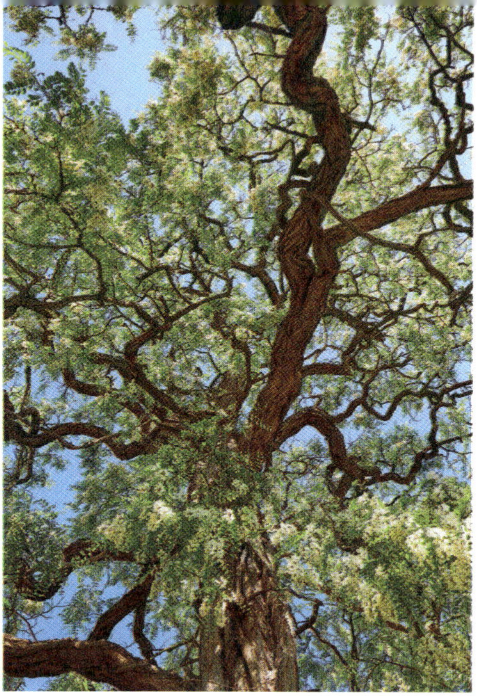

Weitere Verwendung: Robinienholz eignet sich hervorragend für den Bogenbau. Auch für Zäune ist es gut geeignet, vor allem die dornigen Äste bieten guten Schutz. Aus der Rinde, die im Frühjahr geschmeidig und formbar ist, lassen sich verschiedene Aufbewahrungsbehälter herstellen.

ACHTUNG: Die Rinde enthält Robin, Blätter und Samen enthalten Robin und Lektin, zwei stark giftige Alkaloide. Genießbar sind also ausschließlich die weißen Blüten. Und auch diese sollte man keinesfalls mit den gelben Blüten des Goldregens und den blauen Blüten des Blauregens verwechseln, die beide stark giftig sind.

Rohrkolben

Kategorie: Ausdauernde, krautige Pflanze aus der Familie der *Typhaceae*
Weitere Namen: Kanonenputzer, Schlotfeger, Pompesel
Botanischer Name: *Typha latifolia*

Beschreibung: Der Rohrkolben braucht nasse Füße, um zu wachsen, daher findet man ihn ausschließlich in der Nähe von Teichen und Weihern, aber auch an Flussufern in den gemäßigten Gebieten der nördlichen Hemisphäre. Er kann bis zu 3 m hoch werden, es gibt aber auch kleinwüchsige Formen. Rohrkolben spielen eine wichtige Rolle für die Aufrechterhaltung der Wasserqualität, neigen aber zu unkontrolliertem Wuchern. Sie bieten vielen Vögeln und Nagetieren Unterschlupf, was man sich in Überlebenssituationen bei der Jagd zunutze machen kann.

Erntezeit:
Rhizome: Zeitiges Frühjahr und Herbst
Kolben (Blüten): Sommer
Junge Triebe: April bis Juni

Kulinarische Verwendung und Geschmack: Im Frühjahr ziehe ich gern die jungen Triebe aus der Erde und bereite sie wie Spargel zu. Die unteren Enden der langen Stängel, die den Kolben tragen, können sogar roh gegessen werden, solange sie noch zart sind (je jünger, desto zarter). Der Pollen kann zu einer Art Brot verarbeitet werden, aber die unterirdischen Teile der Pflanze sind zweifellos am interessantesten. Die Rhizome können gekocht oder roh gegessen werden, aber auch gemahlen und wie Weizenmehl verwendet werden.

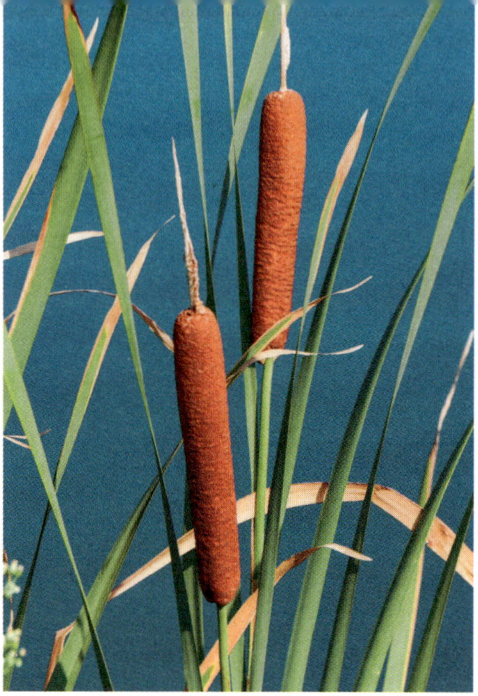

Weitere Verwendung:
Jagd: Der Rohrkolben bietet verschiedenen Tieren Unterschlupf, beispielsweise Ente und Nutria. Erkundigen Sie sich unbedingt in der jeweiligen Region, welche Tiere dort bejagt werden dürften. Die Ausübung der Jagd ohne einen gültigen Jagdschein ist Wilderei und damit ein Straftatbestand.
Feuer: Die »Haare« des Kolbens sind dicht und stehen so hoch über der Erde, dass sie nur sehr selten nass werden. Sie eignen sich hervorragend zum Anzünden von Feuer und sind vor allem in Regenzeiten nützlich, wenn alles, was am Boden zu finden ist, durchweicht ist.
Flechterei: Wenn man die langen, breiten Blätter trocknet, wieder anfeuchtet und in sich dreht, kann man aus ihnen beispielsweise ein Kopfkissen herstellen.

ACHTUNG: Nicht mit der Sumpfschwertlilie verwechseln, die an ähnlichen Standorten gedeiht, aber giftig ist.

Rotbuche

Kategorie: Baum aus der Familie der *Fagaceae*
Weitere Namen: Buche
Botanischer Name: *Fagus sylvatica L.*

Beschreibung: Die Rotbuche ist einer unserer größten Waldbäume. Sie ist in Europa heimisch und bildet in gemäßigtem Klimazonen mit feuchtem Boden oft ausgedehnte Hochwälder, kann aber auch im Schutz anderer Bäume, etwa der Traubeneiche oder der Fichte, gedeihen. Unverwechselbar ist die charakteristische graue, körnige Rinde. Auch die sommergrünen glänzenden, ovalen und spitzen Blätter mit gewellten Rändern sind recht leicht zu erkennen. Die Rotbuche trägt männliche Blüten (in Kätzchen) und weiblichen Blüten (zu zweit gruppiert). Die dreieckigen Früchte, Bucheckern genannt, sind von einer stacheligen Hülle umgeben.

Erntezeit: Bucheckern werden im Herbst und den ganzen Winter über gesammelt, wenn sie nicht gefroren sind.

Heilwirkung:
Bucheckern: Sie enthalten 50 % Lipide und sind sehr reich an Kalium – wahre Nährstoffbomben! Sie spenden viel Energie und sollen helfen, Nierensteine auszutreiben.
Rinde junger Bäume: Ein Absud aus zerstoßener Buchenrinde wirkt stark adstringierend und kann als Mittel gegen die Ruhr eingesetzt werden.
Blätter: Ein Tee aus den Blättern hilft bei der Behandlung von Halsentzündungen, Durchfall und Aphten.

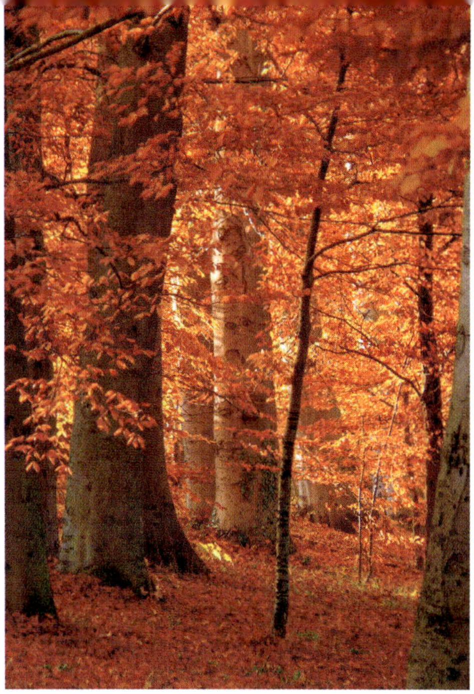

Kulinarische Verwendung und Geschmack:
Bucheckern: Sie haben einen mild nussigen Geschmack und die Konsistenz und Farbe von Pinienkernen. Köstlich! Zum Verzehr muss man sie leicht rösten und die dünne braune Hülle entfernen, die in größeren Mengen giftig sein kann. Aus Bucheckern gepresstes Öl kann zum Kochen verwendet werden und ist lange haltbar.
Sehr junge Blätter: Gekocht schmecken sie ähnlich wie Kohl.
Kambium (Wachstumsschicht unter der Rinde): Auch das Kambium ist essbar, man muss es allerdings trocknen und zu Mehl verarbeiten, was sehr mühsam ist. Früher verwendeten die Landbewohner das Mehl in Zeiten von Nahrungsknappheit, um Brei oder Brot zuzubereiten.

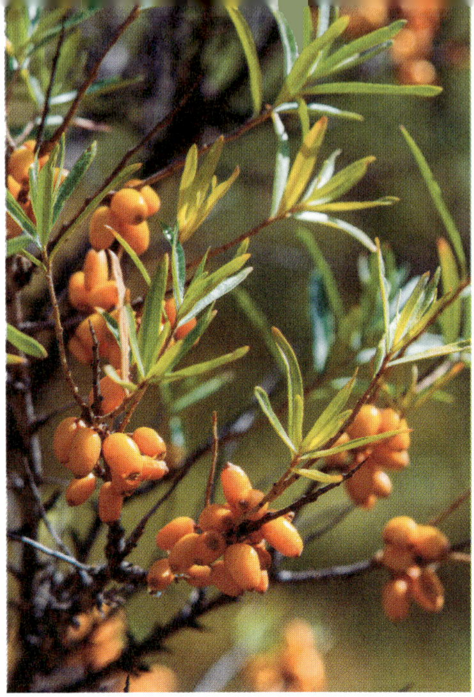

Sanddorn

Kategorie: Strauch aus der Familie der *Elaeagnaceae*
Weitere Namen: Fasanenbeere, Haffdorn
Botanischer Name: *Hippophae rhamnoides*

Beschreibung: Der Sanddorn kann an manchen Standorten bis zu 12 m hoch werden. Er wächst buschig und trägt an seinen verholzenden Trieben lange Dornen. Er besiedelt als Pionierbaumart verschiedene Biotope und gedeiht auch auf dauerfeuchtem Boden. Niedrige Temperaturen verträgt er gut. Seine sommergrünen, wechselständigen und einfachen Blätter ähneln den Nadeln der Eibe, sind aber graugrün. Die Blüten sind sehr klein, grünlich und blühen ab April, gleichzeitig mit den Blättern oder sogar vor ihnen. Der Sanddorn verträgt salzhaltige, sandige Böden und ist darum oft an Küsten zu finden, er gedeiht aber in Höhen bis zu 2000 m, etwa in den Südalpen. Man findet ihn aber auch in Asien und Nordafrika, seltener in Amerika.

Erntezeit: Spätsommer bis Frühwinter (September bis November)

Heilwirkung: Die orangefarbenen Früchte sind reich an Apfelsäure, Vitamin C (fünfmal mehr als Kiwi und dreißigmal mehr als Orange), Vitamin A, E, F und B_3, Anthocyan und Flavonoiden. Da sie sauer sind, müssen sie gekocht und gezuckert werden. Sie wirken entwurmend, tonisierend, infektionshemmend und antisklerotisch. Die in den Früchten enthaltenen Antioxidantien beugen Schäden durch freie Radikale vor. Das Öl aus den Fruchtkernen ist reich an Vitamin E, hilft bei der Heilung von Verbrennungen und versorgt die Haut und Schleimhäute mit Feuchtigkeit. Zusammenfassend lässt sich sagen, dass die Sanddornfrucht eine ausgleichende, beruhigende und regenerierende Wirkung hat.

Kulinarische Verwendung und Geschmack: Die Beeren können gekocht oder als Kompott gegessen werden, sind ohne Zucker aber sehr sauer und adstringierend. In Sibirien und Asien isst man die gegarten Früchte zu Käse, in den Bergen des Himalaja dienen sie als Gewürz. In nordischen Ländern bereitet man daraus eine Sauce zu Fisch zu.

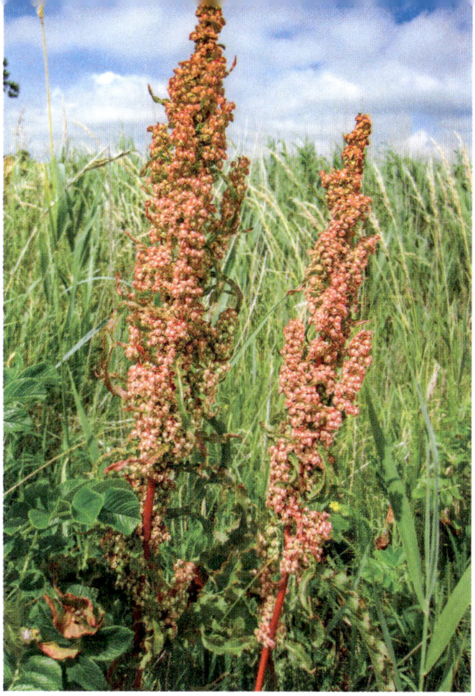

SAUERAMPFER

Kategorie: Krautige ausdauernde Pflanze aus der Familie der *Polygonaceae*
Weitere Namen: Sauerlump
Botanischer Name: *Rumex acetosa*

Beschreibung: Es gibt verschiedene Arten von Ampfer, die in freier Natur vorkommen, darunter der krause Ampfer, der Blutampfer oder der Felsenampfer. Am interessantesten ist meiner Meinung nach aber der Wiesen-Sauerampfer *(Rumex acetosa),* der weit verbreitet ist und in Höhen bis 2300 m vorkommt. Er bevorzugt sandige Böden, passt sich aber auch gut an andere Standortbedingungen an. Die Pflanze kann bis 1 m hoch werden und blüht zwischen Mai und August. Wegen ihres hohen Gehalts an Oxalsäure wurde sie früher zum Fixieren pflanzlicher Farbstoffe in Leinwand und Stoff verwendet.

Erntezeit: Frühjahr (danach ist er ungenießbar)

Heilwirkung: Sauerampfer ist reich an Magnesium und Vitamin A und kann zur Behandlung von Ekzemen und Herpes eingesetzt werden. Besonders interessant ist aber seine Wirkung gegen Skorbut.

Kulinarische Verwendung und Geschmack: Ich mische gern einige der säuerlichen Blätter unter meine Salate. Die Blätter können auch für eine Suppe verwendet werden und schmecken fein gehackt als Zutat in einem Omelett sehr gut.

ACHTUNG: Wegen des hohen Oxalsäuregehalts sollten Personen mit rheumatischen Beschwerden oder Nierensteinen auf Sauerampfer verzichten.

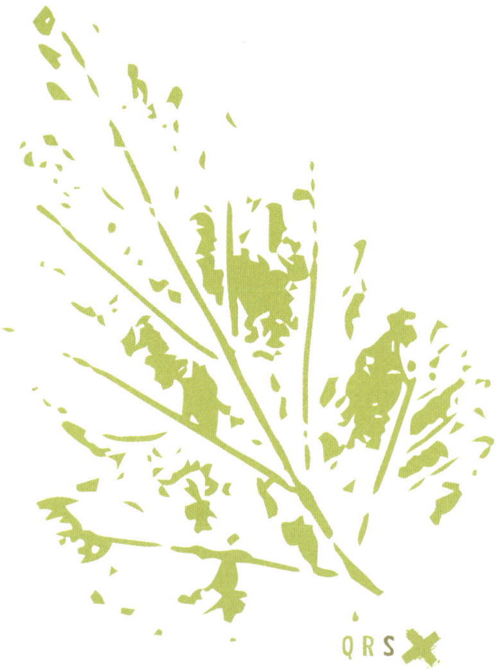

WALD-SAUERKLEE

Kategorie: Krautige ausdauernde Pflanze aus der Familie der *Oxalidaceae*
Weitere Namen: Alleluia, Kuckucksbrot
Botanischer Name: *Oxalis acetosella*

Beschreibung: Der Waldsauerklee wird maximal 30 cm, meist aber nur 15 cm hoch und breitet sich gern an schattigen, feuchten Standorten aus, etwa im Unterholz von Wäldern. Die herzförmigen Blätter stehen jeweils zu dritt zusammen und ähneln sehr dem Klee. Sie öffnen sich am Tag und schließen sich in der Nacht. Sie wirken wie Sonnenkollektoren, die man bei Sonnenschein ausbreitet und bei Einbruch der Dämmerung wieder schließt. Die zierlichen weißen Blüten mit rosa Äderung erscheinen im April und Mai und oft noch ein zweites Mal im Sommer.

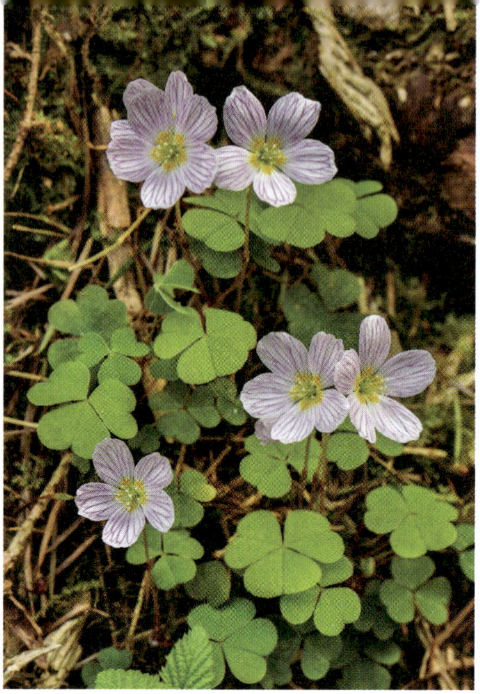

Erntezeit: Um Ostern

Heilwirkung: Reich an Vitamin C, lindernd bei Magenbeschwerden

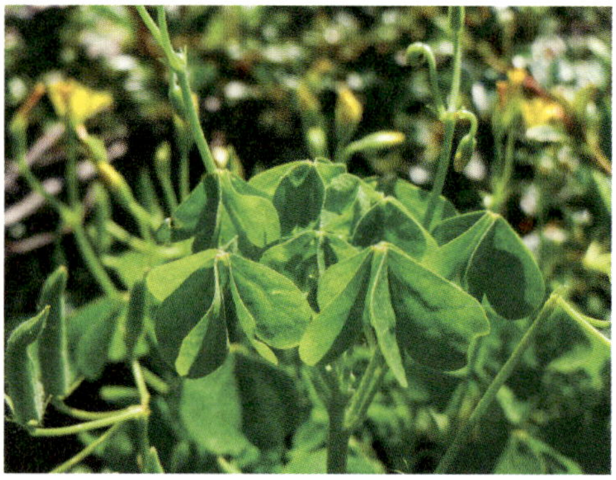

Kulinarische Verwendung und Geschmack: Mit seinem erfrischend zitronigen Geschmack passt der Waldsauerklee perfekt in Mayonnaisen und andere Dressings. Am liebsten verwende ich ihn jedoch in Salaten, Suppen, Omeletts und vor allem in Fischgerichten. Tipp: Wenn Sie den kräftigen, säuerlichen Geschmack beibehalten möchten, sollten Sie die Blätter und Stiele nicht zerkleinern, sondern im Ganzen genießen.

ACKER-SCHACHTELHALM

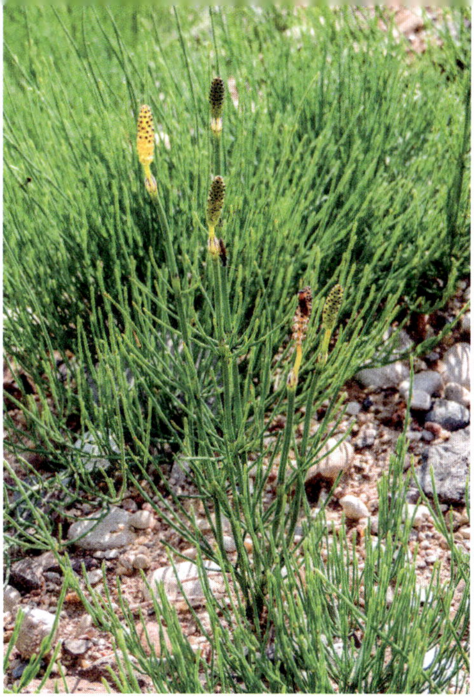

Kategorie: Ausdauernde krautige Pflanze aus der Familie der *Equisetaceae*
Weitere Namen: Zinnkraut, Scheuerkraut, Katzenwedel
Botanischer Name: *Equisetum arvense*

Beschreibung: Der Ackerschachtelhalm gehört zu den wenigen Pflanzen, die seit prähistorischer Zeit bis heute überlebt haben. Man findet ihn häufig an Wasserläufen im Schatten, wo er auf neutralem, sandigem oder lehmigem Boden gedeiht. Die Pflanzen bilden sterile und fruchtbare (Sporen tragende) Triebe von 20–50 cm Höhe und wachsen meist in größeren Kolonien, die zuweilen teppichgroß werden können.

Heilwirkung: Weil der Ackerschachtelhalm viel Siliziumdioxid (pflanzliche Form) enthält, beugt er dem Verlust der Knochendichte vor. Außerdem enthält er Kalium, Aluminium, Vitamin C, Gerbstoffe, Saponine, Eisenoxid, Mangan, Schwefel und Magnesium, trägt also zur Remineralisierung des Körpers bei. Er hat harntreibende Wirkung und soll Knorpel und Knochen stärken.

ACHTUNG: Der Ackerschachtelhalm enthält Thiaminase, die Thiamin (Vitamin B_1) zerstört. Er kann giftig sein, Vieh und insbesondere Pferde können sogar daran sterben!

Kulinarische Verwendung und Geschmack: Junge Triebe können – ähnlich wie junger Spargel – für Salate verwendet werden.

Weitere Verwendung: Die Pflanze liefert einen gelblichen Farbstoff. Sie wird manchmal zum Abbeizen, Reinigen von Möbeln und zum Polieren von Metallen (Zinn, Kupfer, Messing) verwendet.

Schafgarbe

Kategorie: Mehrjährige ausdauernde Pflanze aus der Familie der *Asteraceae*
Botanischer Name: *Achillea millefolium*

Beschreibung: Die mehrjährige krautige Pflanze wird 10–80 cm hoch und ist an verschiedensten Standorten zu finden: Rasen, Küsten, Dünen, Berge, Brachland, steinige Böden. Sie gedeiht wirklich überall, vom Flachland bis zu einer Höhe von über 1000 Metern. Besonders häufig sieht man sie an Wegrändern. Laut Plinius soll Achilles seine Wunden mit dieser Heilpflanze behandelt haben. Jedes der grundständigen, gestielten Blätter besteht aus einer Vielzahl kleiner Fiederblättchen (daher der Name millefolium = tausendblättrig). Im Frühjahr erscheint ein langer Stängel, der von Juni bis Oktober flache Blütenstände aus winzigen weißen Einzelblüten trägt. Die Schafgarbe verträgt Trockenheit und bevorzugt Standorte mit voller Sonne.

Erntezeit:
Junge Blätter (heller grün als die älteren): Herbst oder Frühjahr
Blüten: Frühjahr

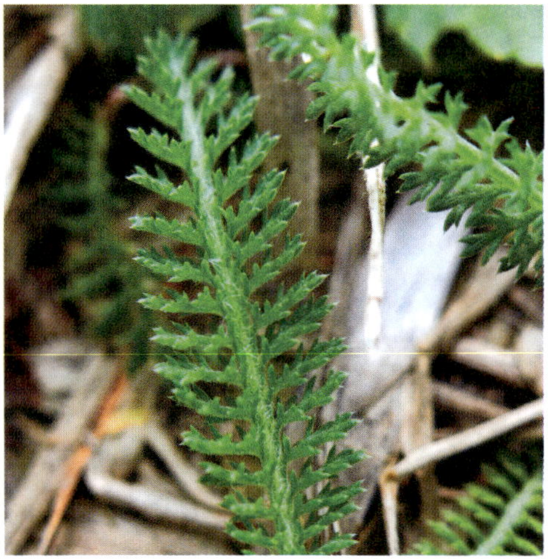

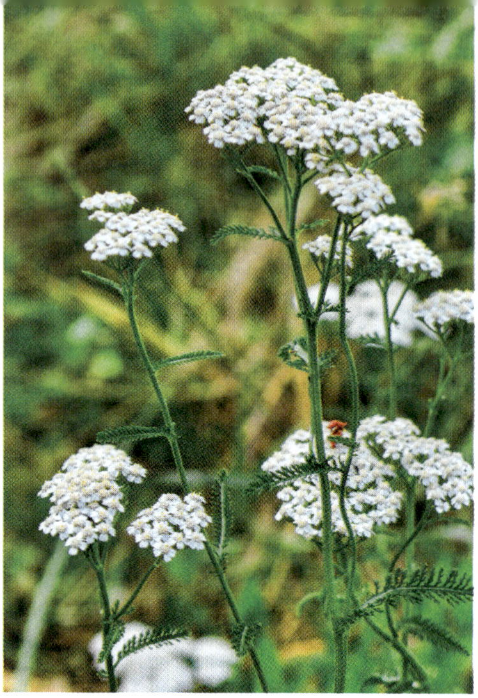

Heilwirkung: Die Blütenstände wirken antibakteriell und können als Tee eingenommen werden. Bekannt ist die Schafgarbe aber vor allem wegen ihrer wundheilenden Wirkung. Man kann einfach den frischen Saft der Pflanze auf Wunden auftragen oder einen öligen Auszug herstellen, indem man die Blüten acht Tage lang in Olivenöl in der Sonne mazerieren lässt. Die Pflanze eignet sich zur Behandlung von Hämorrhoiden, Wechseljahres- und Menstruationsbeschwerden und ist als Antiepileptikum bekannt.

ACHTUNG: Wenn die Pflanze in sehr großen Mengen eingenommen oder aufgetragen wird, kann sie giftig sein, fotosensibilisierend wirken und Krämpfe verursachen.

Kulinarische Verwendung und Geschmack: Ich persönlich finde die Schafgarbe nicht besonders schmackhaft, aber man kann die Blätter roh ins Salaten mit anderen, schmackhafteren Blättern und Früchten verzehren. Pflücken Sie nur die jüngsten Blätter, weil sie weniger Tannin enthalten und darum nicht so bitter schmecken.

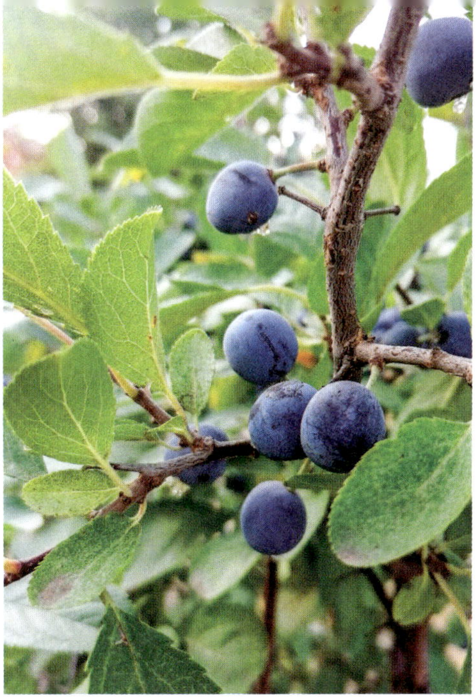

Schlehdorn

Kategorie: Strauch oder kleiner Baum aus der Familie der *Rosaceae*
Weitere Namen: Schlehe, Sauerpflaume, Schwarzdorn
Botanischer Name: *Prunus spinosa L.*

Beschreibung: Den Schlehdorn findet man hauptsächlich an Waldrändern oder im Niederwald. Die Sträucher oder kleinen Bäume erreichen Höhen zwischen 1 und 6 m und bilden mit ihren langen Dornen undurchdringliche Hecken. Als Pionierpflanze lässt der Schwarzdorn kaum Konkurrenz aufkommen und ist manchmal etwas invasiv. Er verträgt auch harten Frost und wächst in ganz Europa auf Böden aller Art. Im Frühjahr sind die Sträucher von zahlreichen kleinen weißen Blüten bedeckt, die noch vor den kleinen Blättern erscheinen. Aus den Blüten entwickeln sich kleine, pflaumenähnliche Früchte mit einem weißlichen Belag, die eine lange Reifezeit haben. Ihr außerordentlich saurer Geschmack wird erst milder, wenn die Früchte den ersten Frösten ausgesetzt waren. Für Jäger ist der Schwarzdorn interessant,weil er verschiedenen kleinen Tieren sicheren Unterschlupf und reichlich Nahrung bietet.

Erntezeit: Früchte von August bis Februar

Heilwirkung: Die Blätter und die Rinde werden wegen ihrer adstringierenden Inhaltsstoffe traditionell gegen Durchfall eingesetzt. Ein Tee aus den Blüten wirkt beruhigend und entschlackend. Früchte sind reich an Gerbstoffen, Vitamin C und organischen Säuren. Sie wirken belebend und regen die Verdauungstätigkeit an.

Kulinarische Verwendung und Geschmack: Wenn die Früchte reichlich Sonne und später Frost bekommen, erinnern sie in Geschmack und Konsistenz entfernt an Pflaumen. Doch selbst dann sind sie oft noch so sauer, dass der Rohverzehr kein Genuss ist. Wer die Früchte vor dem Frost erntet, kann sie mit anderem, süßeren Obst zu einem Kompott verarbeiten.

Schlüsselblume

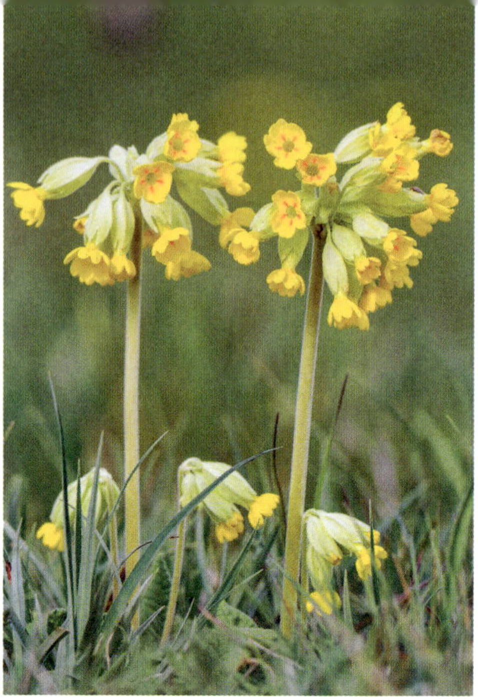

Kategorie: Krautige, ausdauernde Pflanze aus der Familie der *Primulaceae*
Weitere Namen: Primel, Himmelsschlüssel
Botanischer Name: *Primula veris*

Beschreibung: Die Schlüsselblume blüht zeitig im Frühjahr. Manchmal sieht man sie bei milden Temperaturen schon im Februar aus den abgestorbenen Blättern hervorkommen. Die mehrjährige Staude hat samtige, leicht gewellte und gerippte Blätter in zartem bis dunklerem Grün. Sie bilden eine grundständige Rosette, aus deren Mitte sich einer oder mehrere Blütenstiele von etwa 20 cm Höhe erheben. An ihren Spitzen stehen hellgelbe Blüten mit freier Fruchtknotenspitze. Im Unterholz von Wäldern bis 2000 m Höhe bilden Schlüsselblumen im Frühjahr große Teppiche.

Erntezeit: Februar bis Juni

Heilwirkung:
Wurzeln: Die Wurzeln der Schlüsselblume sind reich an Saponinen und werden wegen ihrer abführenden, harntreibenden und schleimlösenden Wirkung verwendet.
Blüten: Bei innerlicher Anwendung wirken sie beruhigend, schlaffördernd und entzündungshemmend.
Ganze Pflanze: Man mag es belächeln, aber diese kleine Blume wirkt sich positiv auf mein Gemüt aus. Da sie eine der ersten Pflanzen ist, die nach dem Winter ihre Blüten zeigt, vermittelt sie mir Freude und lässt mich mit Elan in den Frühling und Sommer starten.

Kulinarische Verwendung und Geschmack:
Junge Blätter haben einen leicht scharfen Geschmack, der nicht unangenehm ist. Sie eignen sich gut für einen gemischten Salat, der mit den essbaren Blüten dekoriert werden kann.

SCHMERWURZ

Kategorie: Kletterpflanze aus der Familie der *Dioscoreaceae*
Weitere Namen: Schmerzwurz, Stickwurz, Feuerwurzel
Botanischer Name: *Tamus communis*

Beschreibung: Diese mehrjährige, zweihäusige Kletterpflanze bildet im Frühjahr lange Triebe, die andere Pflanzen überwuchern können. Ihre hellgrünen, herzförmigen Blätter streben zum Sonnenlicht. Sie ist auf Höhen bis 1200 m oft an schattigen, feuchten Standorten an Waldrändern zu finden und breitet sich binnen weniger Tage auf Sträuchern oder Brombeerdickichten aus. In manchen Regionen Frankreichs wird um die Pflanze ein wahrer Kult getrieben, ähnlich wie um Trüffel im Périgord oder Schnecken in Burgund: Im Frühjahr durchstreifen die Menschen die Wälder, um die jungen Triebe zu pflücken, bevor sie bitter werden. Später bilden die Pflanzen kleine grünliche Blüten. Aus diesen entwickeln sich runde rote Früchte, die wie Johannisbeeren aussehen, aber stark giftig sind.

Erntezeit: Nach den ersten warmen Frühjahrstagen die ganz jungen Triebe sammeln.

Heilwirkung: Die Wurzel ist im Vergleich zu den dünnen Trieben mächtig. Sie ist giftig, kann aber geraspelt und für Umschläge zur Behandlung von Prellungen und Blutergüssen sowie von Gelenkschmerzen und Gichtbeschwerden verwendet werden. Bei empfindlichen Menschen kann es bei direkter Berührung mit den Inhaltsstoffen der Pflanze zu Hautreizungen kommen.

Kulinarische Verwendung und Geschmack: Die sehr jungen Triebe sind zart und erinnern an wilden Spargel. Ihr bitterer Geschmack lässt sich mildern, indem man sie in reichlich Wasser kocht.

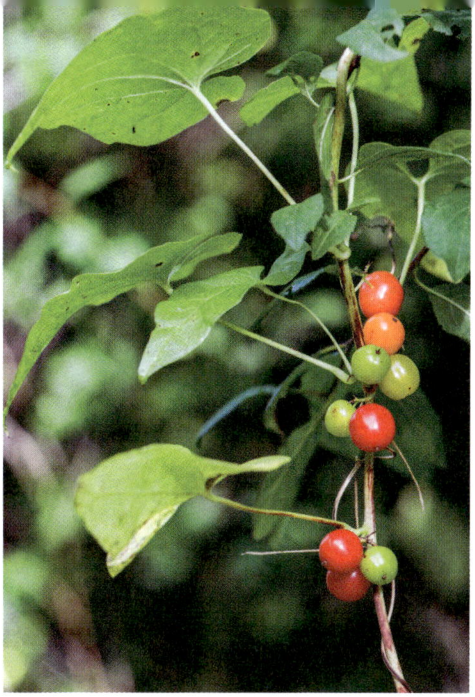

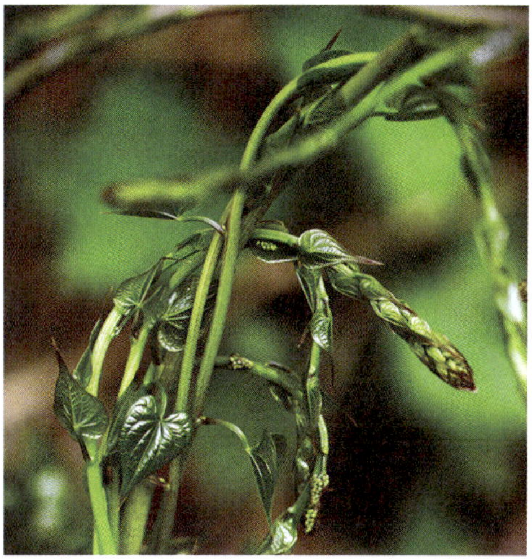

WOLLIGER SCHNEEBALL

Kategorie: Strauch aus der Familie der *Adoxaceae*
Weitere Namen: Drosselbeerstrauch, Wasserholder
Botanischer Name: *Viburnum lantana*

Beschreibung: Es gibt etwa 200 Schneeball-Arten, von denen einige als Ziersträucher kultiviert werden, manche essbar sind und andere als Heilpflanzen genutzt werden. Wer also vor einem Schneeball steht, sollte zuerst einmal identifizieren, um welche Art es sich handelt. Der wollige Schneeball ist ein kleiner Strauch mit sehr biegsamen Zweigen, die mit gräulichen Haaren bedeckt sind. Seine Knospen sind charakteristisch, denn sie tragen zwei kleine Schuppen, die später abfallen. Die sommergrünen, gegenständigen ovalen Blätter sind gezackt und manchmal flaumig behaart. Der wollige Schneeball wächst in Europa und Asien häufig an Waldrändern in Gesellschaft von anderen Sträuchern, Brombeeren und Weißdorn, ist aber auch in Wäldern inmitten von Eichen anzutreffen. Man findet ihn unterhalb von 1600 m auf humusreichen, leicht sauren bis neutralen, eher feuchten Kalksteinböden. Seine Blüten bilden breite bis tellerförmige Blütenstände und entwickeln sich später zu kleinen roten Früchten, die in der Vollreife fast schwarz sind.

Erntezeit: Beeren im Spätsommer

Heilwirkung: Die Rinde der Pflanze, die Frucht und die Knospen enthalten sehr viele Gerbstoffe, Cumarine und Lanatoside. Sie wirken tonisierend, analgetisch und entzündungshemmend. Traditionell werden sie gegen Lungenentzündungen, Bronchitis und allergische Erkrankungen der Atemwege eingesetzt.

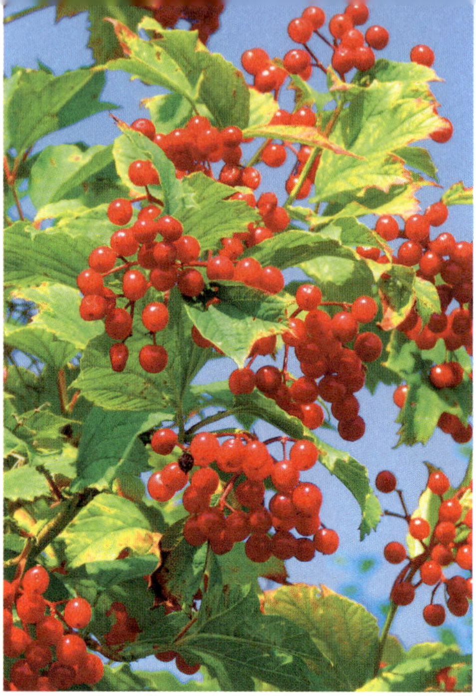

Kulinarische Verwendung und Geschmack: Die Früchte können verzehrt werden, wenn sie voll ausgereift (schwarz) sind, allerdings sehen sie dann nicht immer appetitlich aus. Unreife – also rote oder sogar grüne – Früchte sind giftig und können Halsschmerzen und Magenbeschwerden verursachen. Im Zweifelsfall empfiehlt es sich, auf den Verzehr von Teilen des Schneeballs ganz zu verzichten.

Weitere Verwendung: Die Rinde liefert einen Klebstoff, der sich gut zum Ankleben von Pfeilspitzen oder zum Fangen von kleinen Tieren eignet. Junge Äste können für die Korbflechterei oder zum Herstellen von Schnüren verwendet werden.

Schöllkraut

Kategorie: Zwei- bis mehrjährige krautige Pflanze aus der Familie der *Papaveraceae*
Weitere Namen: Augenkraut, Goldwurzel, Lichtkraut
Botanischer Name: *Chelidonium majus*

Beschreibung: Das Schöllkraut gehört zur Familie der Mohngewächse und blüht etwa zu der Zeit, wenn die Schwalben zu uns kommen: »Chelidon« heißt auf altgriechisch Schwalbe. Einer Legende zufolge soll der Vogel seinen Jungen die Augen mit der Pflanze eingerieben haben, um ihnen das Augenlicht zu schenken. Die Alchemisten des Mittelalters sahen in ihr eine magische Pflanze, die Metalle in Gold verwandeln konnte. Offensichtlich hat das Schöllkraut die Fantasie der Menschen beflügelt!
Es wächst in mehr oder weniger großen Büscheln, wird bis zu 70 cm hoch und wurzelt auf sehr steinigem Boden in der prallen Sonne. Der behaarte, hohle, zylindrische Stängel trägt wechselständige Blätter. Die Triebe brechen leicht und geben dann ihren charakteristischen gelben bis dunkelorangen Saft ab. Der Geruch der Pflanze ist nicht sehr angenehm.

Erntezeit: Ganzjährig

Heilwirkung: Das Schöllkraut wirkt antibakteriell, reguliert den Blutdruck und kann zur Linderung von Leber- und Gelenkbeschwerden verwendet werden. Als Absud kann es wie Augentropfen eingesetzt werden, um Geschwüre an den Augenlidern zu heilen. Ein Tee aus Schöllkraut regt die Gallentätigkeit an, wirkt harntreibend, krampflösend, schmerzlindernd, blutreinigend … Früher hieß es sogar, die Pflanze solle vor der Pest schützen, aber da bin ich mir nicht so sicher!

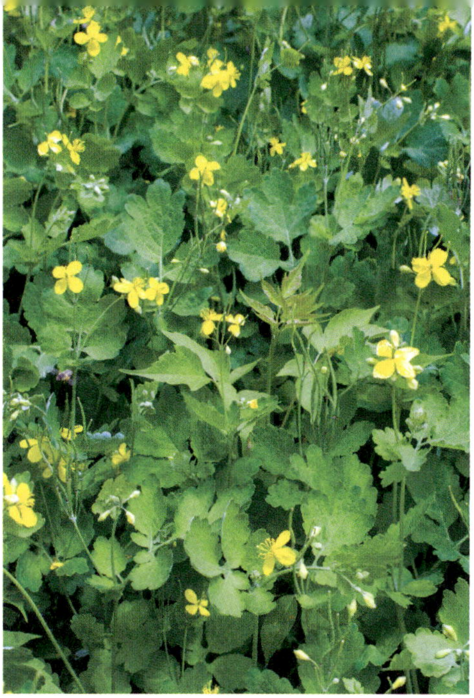

Roher Pflanzensaft: Der giftige, gelb-orangefarbene Saft, der aus abgebrochenen Pflanzenteilen austritt, enthält Alkaloide wie Spartein und Koptisin. Er wird traditionell zur Behandlung von Warzen, Schwielen und Hühneraugen verwendet.

ACHTUNG: Diese Pflanze ist äußerst giftig. Sie sollte unter keinen Umständen verzehrt werden, denn sie verursacht Erbrechen, Durchfall und Magenkrämpfe. Ihr unangenehmer Geschmack wird jedoch vom Verzehr abschrecken.

WEIẞE SEEROSE

Kategorie: Ausdauernde Wasserpflanze aus der Familie der *Nympheaceae*
Weitere Namen: Wasserlilie
Botanischer Name: *Nymphaea alba*

Beschreibung: Wie viele Pflanzen, die heute bei uns wild wachsen, stammt die Seerose ursprünglich aus Asien, ist aber auch in Nordafrika und Südamerika zu finden. Sie gedeiht in warmen und gemäßigten Klimazonen und ist in der Natur auf Seen oder Flussarmen zu finden, die keine oder nur eine sehr geringe Strömung aufweisen. Die Seerose neigt zu starkem Wachstum, kann mit ihren Blättern große Wasserflächen bedecken und zur Verlandung von Gewässern beitragen. Ihr Rhizom ist am Gewässergrund verankert und treibt bis 2 m lange Stiele, an deren Enden die schwimmenden Blätter stehen. Diese sind ganzrandig und schildförmig. Zwischen den Blättern erscheinen die ebenfalls schwimmenden Blüten mit vier Kelchblättern und etwa 20 weißen oder rosafarbenen Kronblättern. Außerhalb der Blütezeit ist sie leicht mit der gelben Teichrose zu verwechseln.

Erntezeit: Ganzjährig

Heilwirkung:
Rhizome: Ein Absud aus den Rhizomen wirkt adstringierend, antiseptisch und krampflösend. Er kann Linderung bei Verdauungsstörungen schaffen.
Blüten: Sie wirken beruhigend bei Nervosität und Aufregung und erleichtern das Einschlafen.

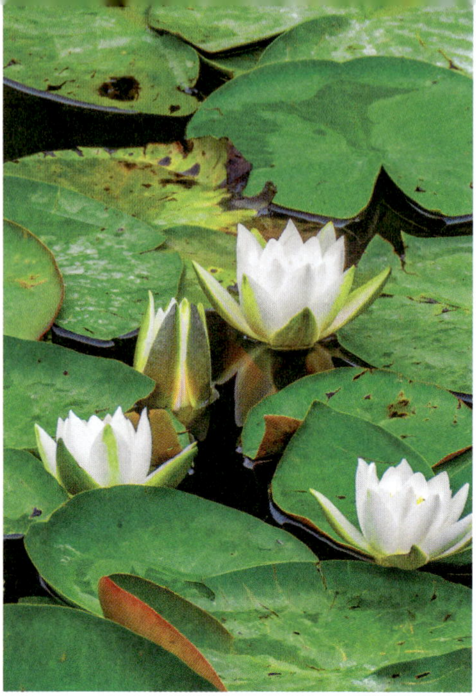

Kulinarische Verwendung und Geschmack:
Rhizome: Damit sie genießbar werden, muss man sie mehrmals in reichlich Wasser abkochen, um ihnen die scharfen und bitteren Inhaltsstoffe zu entziehen.
Samen: Sie können über dem Feuer geröstet oder sogar wie Popcorn zum Platzen gebracht werden.

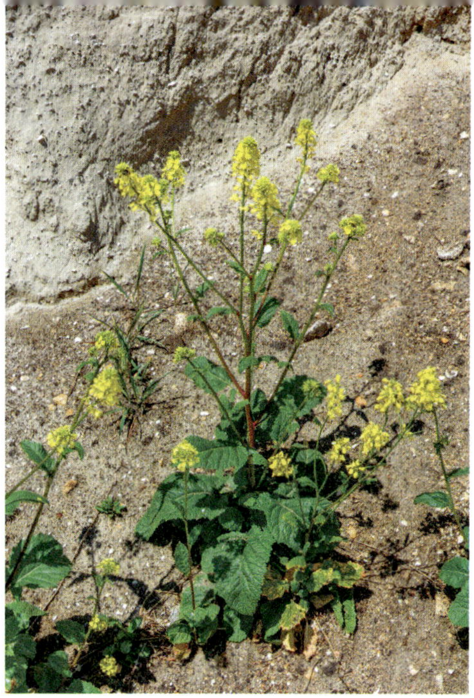

ACKER-SENF

Kategorie: Einjährige krautige Pflanze aus der Familie der *Brassicaceae*
Weitere Namen: Wilder Senf, Falscher Hederich
Botanischer Name: *Sinapis arvensis*

Beschreibung: Ackersenf wächst überall in Europa und Asien auf Höhen bis 1200 m wild auf sonnigen Brachflächen und am Rand von Feldern, wird aber auch oft von Landwirten als Gründünger auf Ackerflächen gesät. Die Pflanze keimt im Herbst und wird bis 50 cm hoch. Sie übersteht den Winter unbeschadet und treibt im Frühjahr wieder aus. Ackersenf bildet behaarte Stängel mit wechselständigen, unregelmäßig geformten dunkelgrünen Blättern. Im Mai und Juni trägt er endständige Büschel leuchtend gelber Blüten mit abstehenden Kelchblättern. Aus ihnen entwickeln sich Früchte, die wie kleine Bohnen aussehen und die Samen enthalten.

Erntezeit:
Junge Blätter: Herbst bis Frühjahr
Blüten: Mai.

Heilwirkung: Vor allem die Samen des Ackersenfs besitzen abführende, harntreibende und antiseptische Eigenschaften, die sich bei Verzehr positiv auf das Verdauungssystem auswirken. Außerdem regt er die Tätigkeit der Bauchspeicheldrüse an.

Kulinarische Verwendung und Geschmack:
Blätter, Blüten und Samen haben den typischen scharfen Senfgeschmack und eignen sich darum sehr gut, um Salate zu würzen. Die Blätter schmecken auch sehr gut, wenn man sie wie Spinat zubereitet.

EINJÄHRIGES SILBERBLATT

Kategorie: Krautige ausdauernde Pflanze aus der Familie der *Brassicaceae*
Weitere Namen: Mondviole, Judassilberling, Silbertaler
Botanischer Name: *Lunaria annua*

Beschreibung: Das Silberblatt kann man kaum mit anderen Pflanzen verwechseln. Man erkennt es an den hellgrünen, wechselständigen, tief eingeschnittenen Blättern, den lockeren Blütenständen aus rosa bis violetten Blüten im Frühjahr und vor allem an den Samenständen, die wie eine flache, durchscheinende Scheibe geformt sind und einen Blick auf die Samen freigeben. In guten Jahren kann das Silberblatt bis 120 cm hoch werden. Es wächst bevorzugt auf kühlem Boden im Halbschatten, etwa in einem Graben oder einer Hecke in Höhen unterhalb von 1200 m.

Erntezeit: Frühjahr

Kulinarische Verwendung und Geschmack: Im Frühjahr kann man die jungen Früchte, die jungen Blätter und die Blüten roh essen. Ihr Geschmack erinnert an Erbsen. Die Wurzeln haben einen eher scharfen Geschmack und werden als Gewürz verwendet. Die Samen kann man rösten und für einen wohlschmeckenden Tee verwenden.

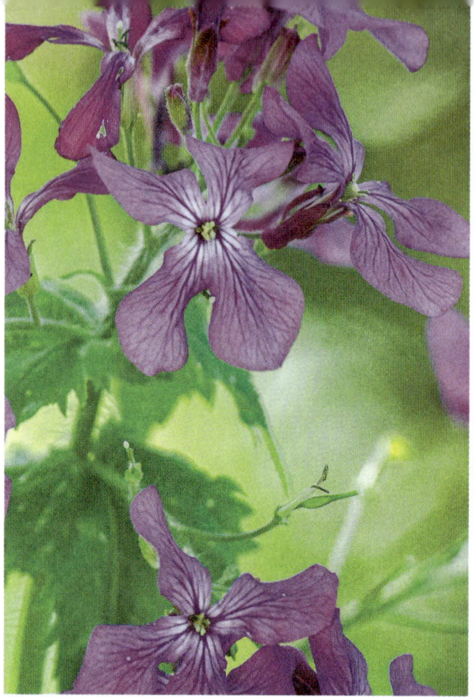

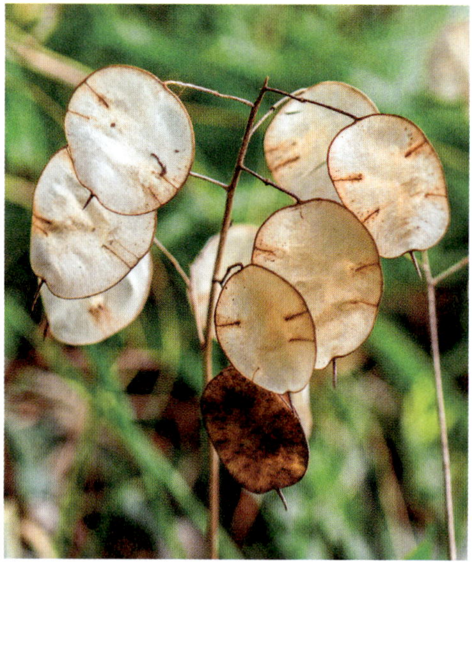

SPARGEL

Kategorie: Krautige ausdauernde Pflanze aus der Familie der *Asparagaceae*
Weitere Namen: Aspars, Korallenkraut
Botanischer Name: *Asparagus acutifolius*

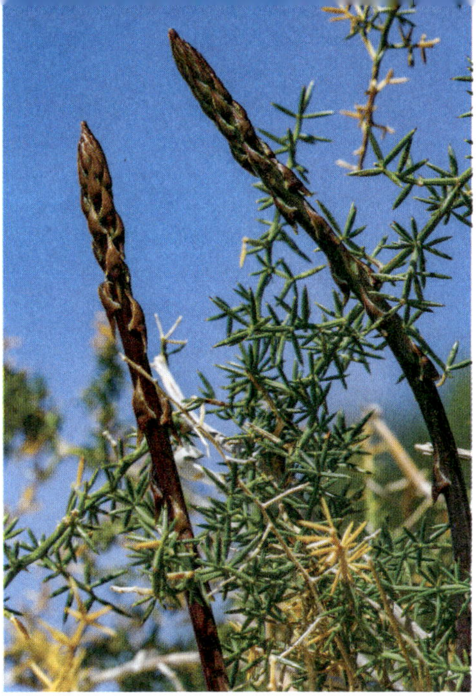

Beschreibung: Der wilde Spargel wächst an trockenen Standorten im Mittelmeerraum, beispielsweise an Wegrändern. In Frankreich, vor allem in der Provence, findet man ihn auch unter Eichen und Olivenbäumen sowie in der Strauchheide. Die Pflanze bildet biegsame, zylindrische, geriffelte, derbe, buschige Stängeln in einem gräulichen Grün. Auffällig sind auch die hohen, trockenen Stängel aus dem Vorjahr. Etwa zehn nadelschmale Blätter stehen jeweils in Wirteln an den Stielen. Die 5 mm großen Blüten stehen oft einzeln und sind gelblich-grün. Aus ihnen entwickeln sich runde, schwarze Früchte von der Größe einer Erbse. Sobald es im Frühjahr anfängt zu regnen, schießen die jungen Triebe förmlich aus dem Boden.

Erntezeit: Junge Triebe im Frühjahr

Heilwirkung: Wilder Spargel ist reich an Mineralien wie Kalium, Mangan, Eisen und Magnesium. Er wirkt harntreibend.

Kulinarische Verwendung und Geschmack: Der zartbittere Geschmack wird milder, wenn man die Triebe kocht.

ACHTUNG: Personen, die zu Nierensteinen neigen, sollten Spargel nur in kleinen Mengen verzehren.

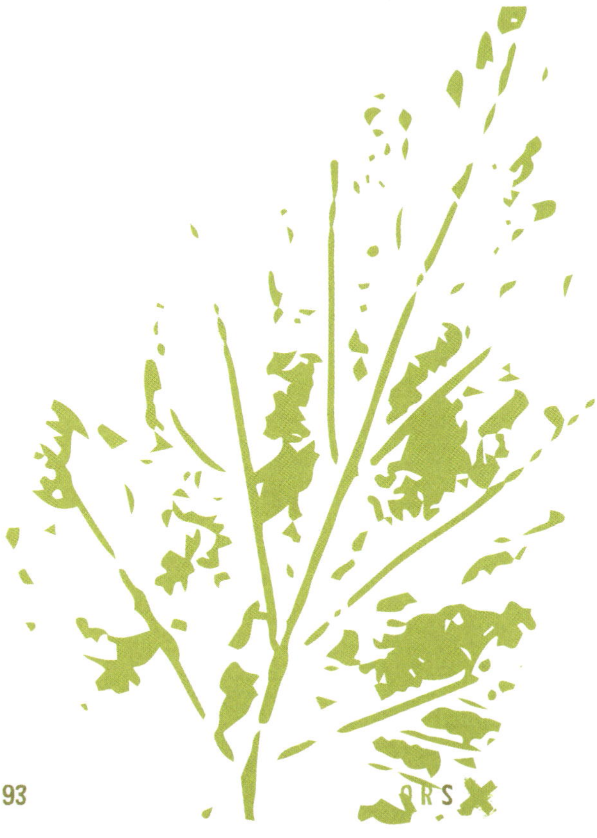

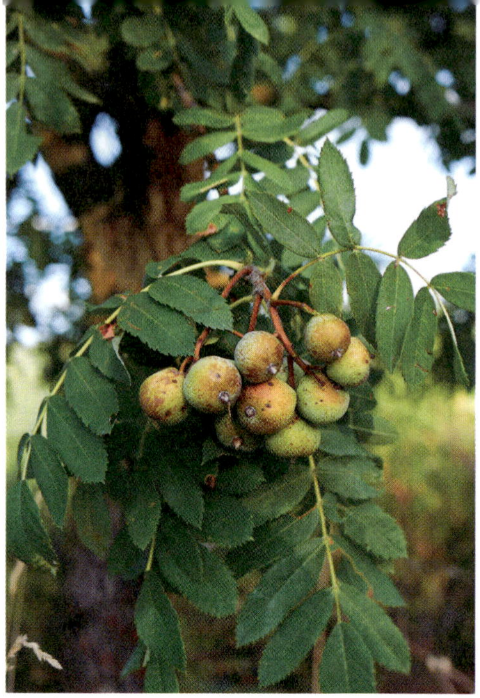

Speierling

Kategorie: Baum aus der Familie der *Rosaceae*
Weitere Namen: Sperberbaum, Sporapfel
Botanischer Name: *Sorbus domestica*

Beschreibung: Dieser Baum kann bis 10 m hoch werden, bleibt im Schatten größerer Bäume aber meist kleiner, da er viel Sonne benötigt. Er stammt ursprünglich aus Europa und ist heute fast überall in unseren Wäldern zu finden. Er ist anspruchslos und kann sich an alle Arten von Biotopen anpassen. Seine Rinde ähnelt der einer Eiche. Seine Blätter fallen im Winter ab und sehen mit ihrer gefiederten Form denen der Vogelbeere, mit der er verwandt ist, zum Verwechseln ähnlich.

Erntezeit: Oktober–November, eventuell bis Dezember, wenn Ihnen die Dachse nicht zuvorkommen.

Heilwirkung: Wegen ihres hohen Tanningehalts sind die Früchte wirksam gegen Durchfall.

Kulinarische Verwendung und Geschmack: Sie sollten mit dem Verzehr warten, bis die Schale voll ausgereift ist und aufplatzt. Dann können Sie das nach exotischen Früchten duftende Fruchtfleisch verzehren. Die Schale selbst ist sehr herb.

ACHTUNG: Nicht mit der Vogelbeere verwechseln, deren kleine rote Früchte in Dolden heranwachsen (ähnlich wie Holunderbeeren). Vogelbeeren sind nur in sehr geringen Mengen genießbar und haben einen sehr herben Geschmack. Die Früchte des Speierlings dagegen sehen eher aus wie kleine Äpfel oder Birnen mit einem Durchmesser von 2–6 cm, und sie schmecken köstlich.

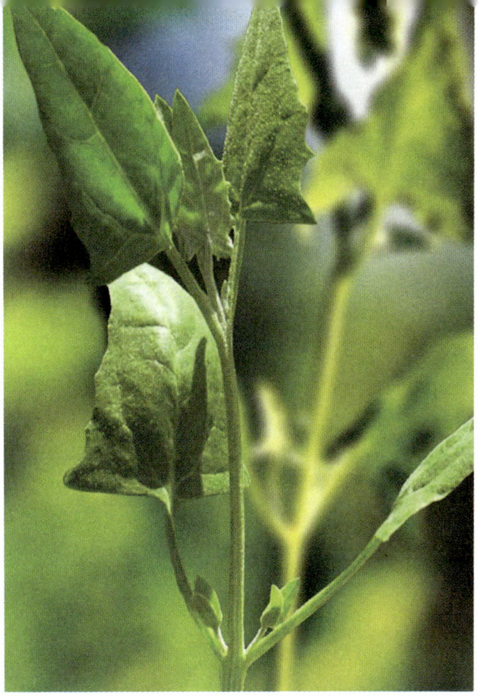

Spießmelde

Kategorie: Krautige ausdauernde Pflanze aus der Familie der *Amaranthaceae*
Weitere Namen: Spießblättrige Melde
Botanischer Name: *Atriplex prostrata*

Beschreibung: Die Spieß-Melde ist auf der nördlichen Hemisphäre weit verbreitet und findet sich in sonnigen Standorten mit steinigen, salzigen oder unbebauten Böden und auch in Gemüsegärten bis zu einer Höhe von 2000 m über dem Meeresspiegel. Ihre gestreiften Stängel sind anfangs grün und gehen dann in Purpur über. Sie erreichen Längen von bis zu 80 cm und tragen Ähren aus grünen und violetten Blüten, aus denen sich braune bis schwarze Samen entwickeln. Die wechselständigen, ganzrandigen Blätter haben die Form einer Hellebardenklinge und stehen an langen Stielen. Bei genauem Hinsehen sind auf den Blattunterseiten winzige, verstreute weiße Punkte zu erkennen.

Erntezeit: Am besten die Blätter an den Triebspitzen vor der Blüte ernten, also zwischen Mai und Juli.

Heilwirkung: Wegen des hohen Gehalts an Oxalsäure wirkt die Pflanze entschlackend und weichmachend.

Kulinarische Verwendung und Geschmack: Die Spieß-Melde schmeckt roh gut in Salaten. Ihr leicht salziger Geschmack erinnert an Gänsefuß oder Feldsalat. Sie kann aber auch wie Spinat gekocht werden. Die Blätter können außerdem getrocknet und dann an einem dunklen Ort aufbewahrt werden, um sie im Winter für Suppen zu verwenden. Wer an erhöhtem Harnsäurespiegel, Arthritis oder Nierenproblemen leidet, sollte sie nur in geringen Mengen verzehren.

Spitzwegerich

Kategorie: Ausdauernde krautige Pflanze aus der Familie der *Plantaginaceae*
Weitere Namen: Spießkraut, Lungenblatt, Schlangenzunge
Botanischer Name: *Plantago lanceolata*

Beschreibung: Der Spitzwegerich ist weit verbreitet und wächst vor allem auf kalkhaltigen Böden, etwa am Wegesrand, auf freiem Feld, an Küsten und in Bergregionen bis 2000 m Höhe. Die länglichen Blätter bilden eine grundständige Rosette. Sie sind ungestielt, ganzrandig oder spindelförmig und haben charakteristische fünf bis sieben parallele Rippen. Aus ihrer Mitte erheben sich bis 70 cm lange Stängel, die eine Ähre aus schlanken, röhrenförmigen Blüten tragen. Zu den engen Verwandten des Spitzwegerichs gehören beispielsweise der Breitwegerich mit fünf bis neun Blattrippen und der Mittelwegerich mit leicht flaumigen Blättern. Alle sind essbar.

Erntezeit:
Junge Blätter: Am besten frisch im Frühjahr oder Herbst ernten.
Samen: Sommer

Heilwirkung: Spitzwegerich wird traditionell zur Linderung von Insektenstichen aller Art eingesetzt. Der Saft der Blätter wird direkt auf die Haut aufgetragen und beruhigt Hautreizungen durch Insektenstiche und -bisse, Brennnesseln und allergische Reaktionen. Der Saft enthält hauptsächlich Gerbstoffe, Schleimstoffe, Flavonoide und Iridoide. Er wirkt adstringierend, entschlackend, wundheilend und wird bei Beschwerden der Augen eingesetzt. Der Saft sowie ein Aufguss der Samen sind auch wegen ihrer abführenden Wirkung bekannt.

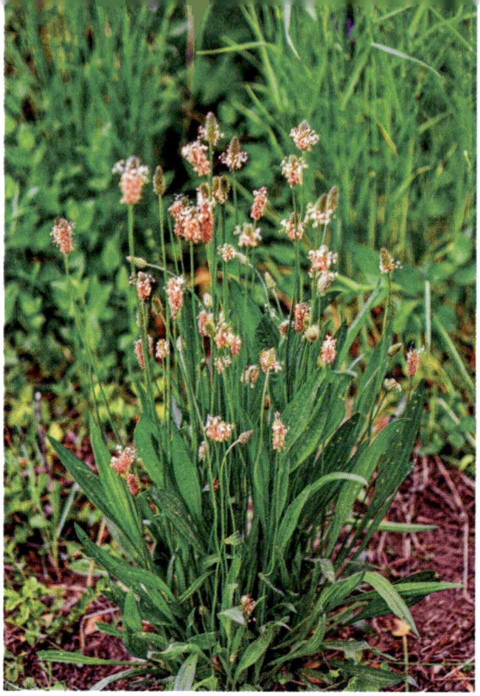

Kulinarische Verwendung und Geschmack: Sehr junge, frische Blätter kann man roh in Salaten essen oder für Gemüsesuppen aller Art verwenden. Sie haben einen mehr oder weniger ausgeprägt bitteren Geschmack mit Anklängen von Pilzen und grünen Bohnen. Ältere Blätter sind ausgesprochen hart und zäh.

Stockrose

Kategorie: Ausdauernde krautige Pflanze aus der Familie der *Malvaceae*
Weitere Namen: Stockmalve, Bauernrose, Garten-Pappelrose
Botanischer Name: *Alcea rosea*

Beschreibung: Die Stockrose ist vor allem in ländlichen Gegenden ein vertrauter Anblick vor den Häusern. Sie gedeiht aber auch in Städten, weil sie mit wenigen Quadratzentimetern Erde auf den Gehwegen am Fuß von Mauern auskommt und sogar in den Ritzen der Pflastersteine wachsen kann. In jedem Fall bevorzugt sie nährstoffreiche, sandige oder lehmige Böden mit guter Drainage. Sie wird meist bis 2 m hoch, kann aber bei optimalen Standortbedingungen größere Höhen erreichen. Von April bis September bringt sie Blüten hervor, die bei der Wildform ungefüllt und meist rosa sind. Kulturformen gibt es auch mit gefüllten Blüten in verschiedenen anderen Farben.

Erntezeit:
Junge Triebe und Blätter: Frühjahr
Blüten: Sommer

Heilwirkung: Die Heilwirkung der Stockrose war schon in der Antike bekannt und wird gerade wieder entdeckt. Ihre Blüten sind harntreibend, schleimlösend, weichmachend und besänftigend. Sie werden als Tee getrunken, um Husten und Bronchitis zu behandeln und um Bauchschmerzen zu lindern. Da die Pflanze Polysaccharide enthält, soll sie helfen, Geschwüre zu lindern. Außerdem kann man sie gegen Augenreizungen anwenden.

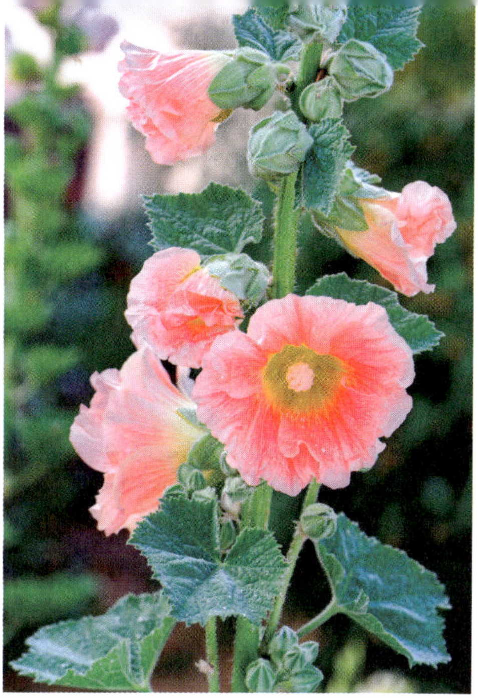

Kulinarische Verwendung und Geschmack:
Alle Teile der Stockrose sind essbar.
Blätter: Sie sind zart, aber etwas schleimig. Junge Triebe können roh verzehrt werden, ältere Triebe können als Gemüse gekocht werden.
Blütenknospen und Blüten: Sie eignen sich gut als Salatzutat.
Wurzeln: Sie sind sehr stärkehaltig und können mit Wasser zu einem Brei verarbeitet werden.

STRANDSODE

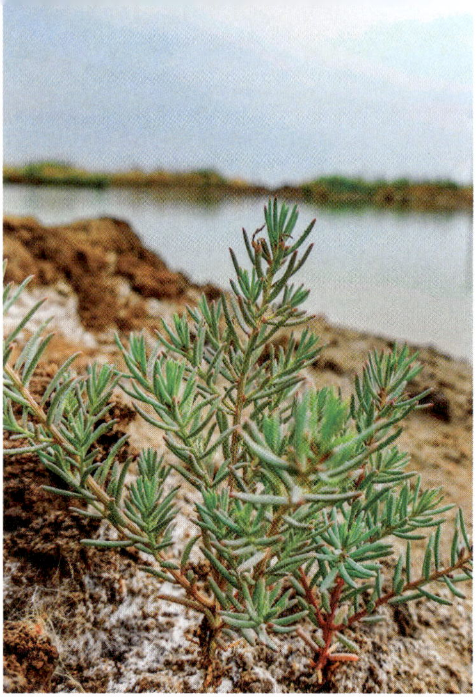

Kategorie: Einjährige krautige Pflanze aus der Familie der *Amaranthaceae*
Weitere Namen: Schmalzmelde, Meerstrand-Gänsefüßchen
Botanischer Name: *Suaeda maritima*

Beschreibung: Diese kleine Pflanze ist an den Küsten von Ärmelkanal, Atlantik, Nordsee und Mittelmeer zu finden. Äußerlich hat sie eine gewisse Ähnlichkeit mit dem Heidekraut, trägt aber keine Blüten. Wie der Queller kommt sie ausschließlich auf salzhaltigen Böden vor.

Erntezeit: Junge Triebe und Blätter können hauptsächlich von März bis Mai geerntet werden.

Kulinarische Verwendung und Geschmack: Junge Blätter und Triebe können als Zutat zu Salaten und anderen Speisen verwendet werden Aber Vorsicht, der Salzgeschmack ist recht ausgeprägt.

Weitere Verwendung: Wer sich die Mühe machen will, kann aus den fleischigen Pflanzenteilen ein wirksames Waschmittel herstellen. Dafür ist allerdings eine stattliche Menge von Blättern und Trieben erforderlich.

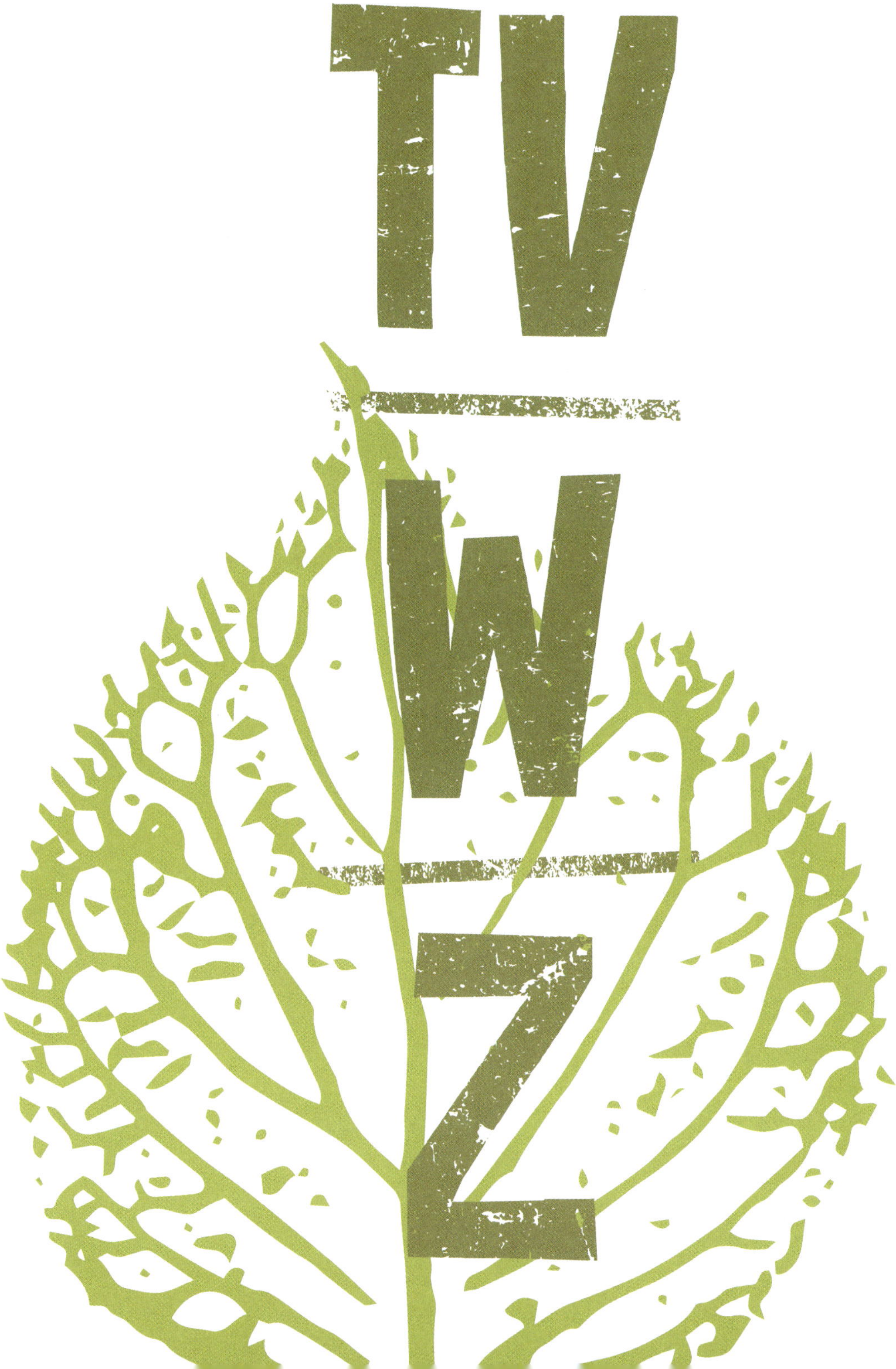
TV
W
Z

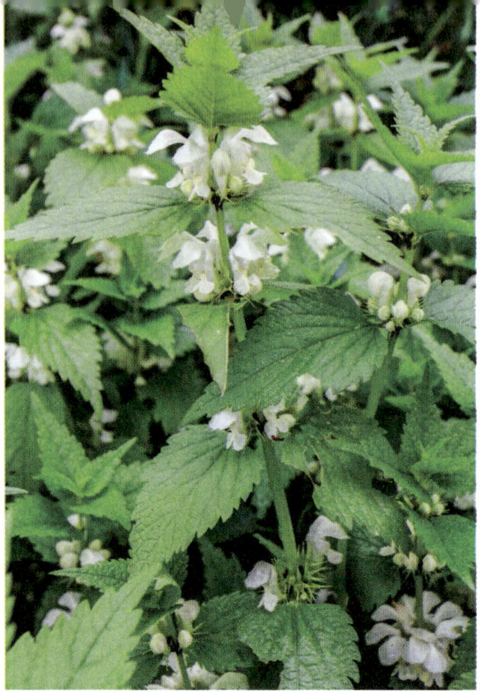

WEIßE TAUBNESSEL

Kategorie: Ausdauernde krautige Pflanze aus der Familie der *Lamiaceae*
Weitere Namen: Weiße Taubnessel
Botanischer Name: *Lamium album*

Beschreibung: Die weiße Taubnessel ist in den gemäßigten Gebieten Europas und Nordasiens verbreitet. Sie wird etwa 50 cm hoch und wächst an Böschungen und leicht feuchten Standorten, etwa im Unterholz und an Wegen. Der Name »Nessel« verweist auf die Blätter, die denen der Brennnessel stark ähneln. Die Taubnessel gehört aber zu einer anderen botanischen Familie und besitzt keine Nesselhaare. Es gibt verschiedene Arten der Taubnessel, beispielsweise mit roten oder gelben Blüten und mit gefleckten Blättern, die weiße ist jedoch die häufigste. Die weißen Blüten erscheinen von März bis Juni in Wirteln direkt über den Blättern, die kreuzgegenständig angeordnet sind. Der meist rötliche Stängel ist viereckig und behaart.

Erntezeit:
Blätter: Am besten vor der Blütenbildung
Blühende Triebspitzen: Zu Beginn der Blütezeit, dann an der Luft trocknen

Heilwirkung: Die Pflanze enthält Flavonoide, Gerbstoffe und Kalium. Die oberirdischen Teile und Blüten wirken entzündungshemmend, adstringierend und blutreinigend. Sie werden auch gegen Gebärmutterbeschwerden und Blutungen eingesetzt.

Kulinarische Verwendung und Geschmack:
Die Taubnessel kann wie Brennnesseln gekocht und als Suppe serviert werden. Erwarten Sie keine Geschmackswunder, ich finde ihren Geschmack etwas fade.

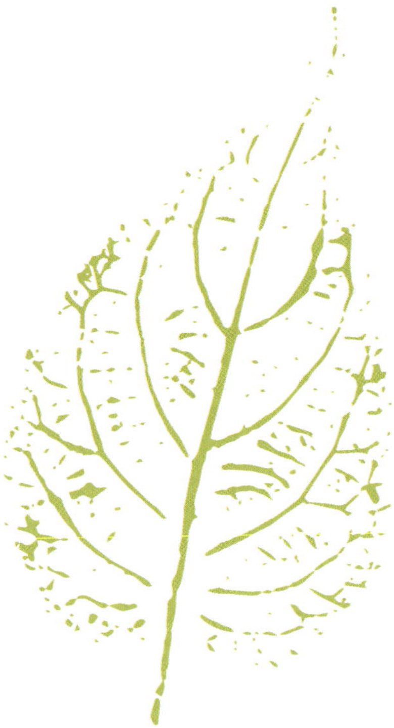

Vogelkirsche

Kategorie: Baum aus der Familie der Rosaceae
Weitere Namen: *Wildkirsche*
Botanischer Name: *Prunus avium*

Beschreibung: Die Vogelkirsche ist der Vorfahr von kultivierten Süßkirschen wie der Knorpelkirsche und der Herzkirsche, die durch Selektion entwickelt wurden. Sie wächst überall in Europa, Westasien und manchmal auch in Nordafrika, jedoch nur selten in Wäldern. Der Baum ist eher schlank, hat einen zylindrischen Stamm mit einer dünnen, dunklen und glatten Rinde und wächst sehr schnell. Oft ist die Baumkrone schmal und abgerundet und die Äste haben herabhängende Enden. Bei guten Standortbedingungen kann der Baum über 20 m hoch und 100 Jahre alt werden. Er mag sandige, leicht saure, humusreiche Böden an nicht zu sonnigen Orten. Seine Blätter sind elliptisch, wechselständig und gezähnt. Seine weißen Blüten sind gestielt und erscheinen im Frühjahr in so großer Zahl, dass die Baumkrone an schönen Tagen weiß aussehen kann. Aus den Blüten entwickeln sich orangefarbene, rote oder schwärzliche Kirschen, die kleiner sind als die Früchte der Kulturformen, aber einen ähnlich großen Stein haben. Das Fruchtfleisch schmeckt süß, manchmal mit einem Anklang von Bittermandel.

Erntezeit: Frühjahr

Heilwirkung: Die jungen Blätter und die Fruchtstiele enthalten Gerbstoffe und Provitamin A. Als Tee zubereitet können Sie bei Verstopfung und Nierenbeschwerden hilfreich sein.

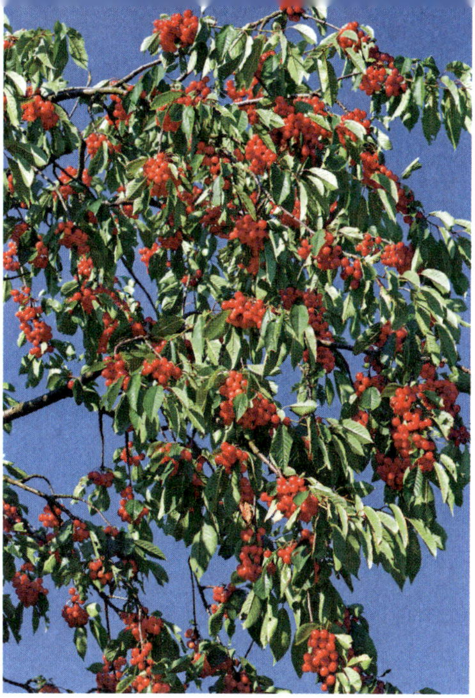

Kulinarische Verwendung und Geschmack: Natürlich kann man die reifen, süßen Kirschen roh essen – am besten direkt vom Baum. Sehr gut schmecken sie auch als Kompott, gewürzt mit etwas Minze. Die Blätter können als Gewürz für Wildgerichte verwendet werden.

WACHOLDER

Kategorie: Immergrüner Strauch oder kleiner Baum aus der Familie der *Cupressaceae*
Weitere Namen: Machandelbaum, Weihrauchbaum, Feuerbaum
Botanischer Name: *Juniperus communis*

Beschreibung: Diese Pflanze ist leicht zu erkennen und kaum mit einer anderen zu verwechseln. Der Strauch oder kleine Baum, der immerhin bis 6 m hoch werden kann, wächst überall in Eurasien an sonnigen Standorten, etwa an Hängen und in Heidegebieten auf Höhen bis 2200 m. Einige Varietäten klettern gar auf über 4000 m. Er braucht nur wenig Wasser, um sich wohlzufühlen, und gedeiht sogar auf nährstoffarmen, durchlässigen und kalkhaltigen Böden. Starken Frost und große Hitze verträgt er sehr gut. Er scheint unzerstörbar zu sein. Seine immergrünen Nadeln schützen ihn vor Tierfraß. Die Rinde löst sich in Streifen ab, ist gut brennbar und kann zum Anzünden von Feuer verwendet werden. Außerdem sind die Früchte von Interesse.

Erntezeit: August bis September, wenn sich die Beeren bläulich-schwarz gefärbt haben.

Heilwirkung: Schmerzstillende, antirheumatische, krampflösende, antiseptische und schließlich harntreibende Wirkung – ein Multitalent.

Kulinarische Verwendung und Geschmack: Die Beeren des Wacholders werden zum Aromatisieren von Gin und Sauerkraut verwendet und sind auch in Überlebenssituationen ein wertvolles Gewürz. Ihr ausgeprägter, süßlich-pfeffriger Geschmack ist wunderbar kräftig und lang anhaltend im Mund. Er unterscheidet sich damit von den Aromen vieler anderer wilder Lebensmittel. Die Beeren passen wunderbar zu Wild- oder Fischgerichten und auch zu Salaten.

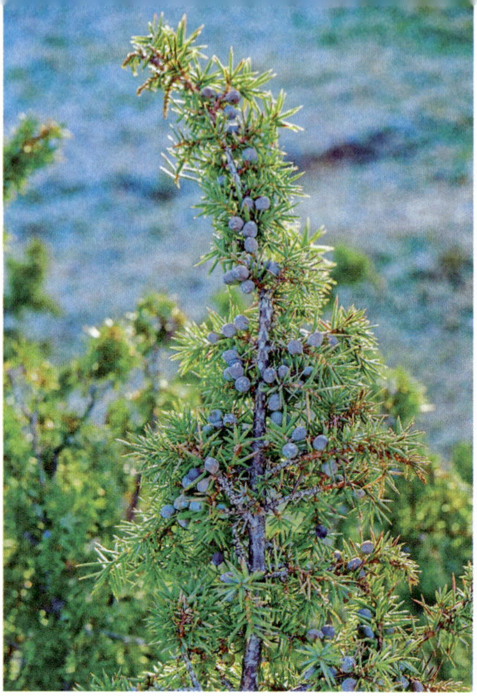

Weitere Verwendung: Ich benutze Wacholder auch als Feueranzünder. Dazu löse ich vorsichtig kleine Rindenstücke von den ältesten und höchsten Ästen des Strauches und reibe sie kräftig zwischen meinen Händen. So lösen sich einzelne Fäden, die sich hervorragend zum Anzünden des Lagerfeuers eignen.

WALDERDBEERE

Kategorie: Mehrjährige krautige Pflanze aus der Familie der *Rosaceae*
Weitere Namen: Wilde Erdbeere
Botanischer Name: *Fragaria vesca*

Beschreibung: Diese Pflanze möchte jeder gern finden, um von ihren köstlichen, appetitlich aussehenden Früchten zu naschen. Die Blätter der Erdbeerpflanze sehen aus wie zwei Wassertropfen mit gelappten, geschnittenen Rändern. Sie sind büschelig angeordnet. Walderdbeeren können im Schatten größerer Bäume Flächen von mehreren Quadratmetern bedecken. Sie tragen lang gestielte, lockere Trugdolden aus mehreren kleinen Blüten mit fünf separaten, weißen Kronblättern. Aus diesen entwickeln sich die Erdbeeren, bei denen es sich um Scheinfrüchte handelt. Die eigentlichen Früchte sind die kleinen Nüsschen, die auf der roten Scheinfrucht sitzen. Walderdbeeren werden nicht höher als 30 cm und sind in ganz Europa auf halbschattigem Grasflächen mit frischem Boden und im Unterholz in Höhen bis 1800 m zu finden.

Erntezeit: Mai bis Juli

Heilwirkung:
Scheinfrüchte: Sie enthalten viel Vitamin C, Phosphor und Eisen und werden zur Behandlung von Anämie, Bluthochdruck und Harnsäureüberschuss empfohlen. Da sie reich an Salicylsäure sind, lindern sie rheumatische Beschwerden.
Blätter: Sie enthalten neben Vitamin C auch Gerbstoffe. Ein Tee aus Erdbeerblättern wirkt adstringierend und lindert Durchfall und rheumatische Beschwerden. Er kann auch zum Gurgeln bei Halsentzündungen verwendet werden.
Rhizome: Die Rhizome sind reich an Gerbstoffen und werden im Frühjahr geerntet. Sie können Durchfall und Blutungen im Darm stoppen.

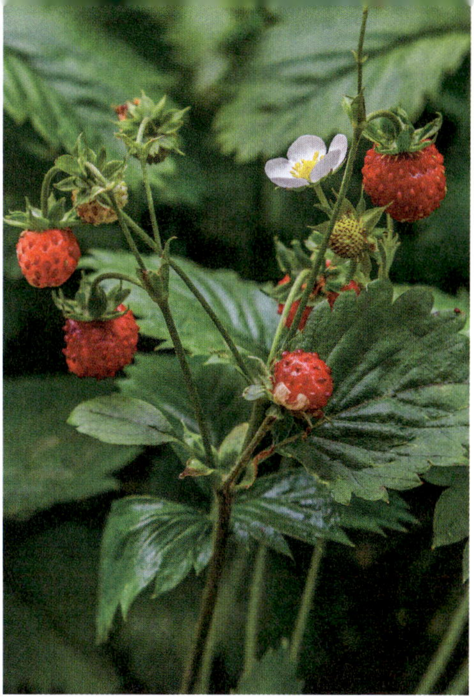

Kulinarische Verwendung und Geschmack:
Rohe Früchte: Die Walderdbeere muss man eigentlich nicht vorstellen. Fast jeder hat sie schon probiert und war von dem süß-säuerlichen Geschmack begeistert.
Junge Blätter: Leicht gegart schmecken sie gar nicht schlecht!

ACHTUNG: In Gebieten, in denen der Fuchsbandwurm vorkommt, sollte man keine Walderdbeeren sammeln.

WALNUSS

Kategorie: Baum aus der Familie der *Juglandaceae*
Weitere Namen: Welschnuss, Baumnuss
Botanischer Name: *Juglans regia*

Beschreibung: Der aus Eurasien stammende sommergrüne Baum wird seit Jahrhunderten wegen seiner Früchte in ländlichen Gebieten kultiviert. Einzelne Exemplare findet man auch in freier Natur. Der Walnussbaum kann 25–30 m hoch werden und steht meist einzeln, seltener in kleinen Gruppen in hellen, hügeligen Landschaften bis 800 m Höhe, vorzugsweise an windgeschützten Standorten mit lehmigem Boden. Er verträgt selbst harten Frost und kann über 100 Jahre alt werden. Seine glatte Rinde weist schöne Grauschattierungen auf und wird mit zunehmendem Alter des Baums immer rissiger. Die großen, wechselständigen Blätter sind unpaarig gefiedert und können bis 40 cm lang werden. Im April erscheinen die männlichen Blüten in Form von Kätzchen an den Zweigen des Vorjahres. Die weiblichen Blüten sind unscheinbar und entwickeln sich etwas später an den diesjährigen Trieben. Die Bestäubung erfolgt durch den Wind. Die Frucht ist 4–6 cm groß und fleischig. Sie platzt in der Reife auf und entlässt die darin liegende Nuss. Walnüsse werden im Herbst gesammelt, wenn sie auf den Boden gefallen sind, und an der Luft getrocknet. Wilde Walnussbäume tragen jedoch leider selten Früchte.

Erntezeit: September bis Oktober (Nüsse)

Heilwirkung:
Walnüsse: Sie sind sehr reich an mehrfach ungesättigten Fettsäuren (Omega-3-Fettsäuren), Tocopherol und Polyphenole mit antioxidativer Wirkung. Wegen ihres hohen Fettgehalts haben

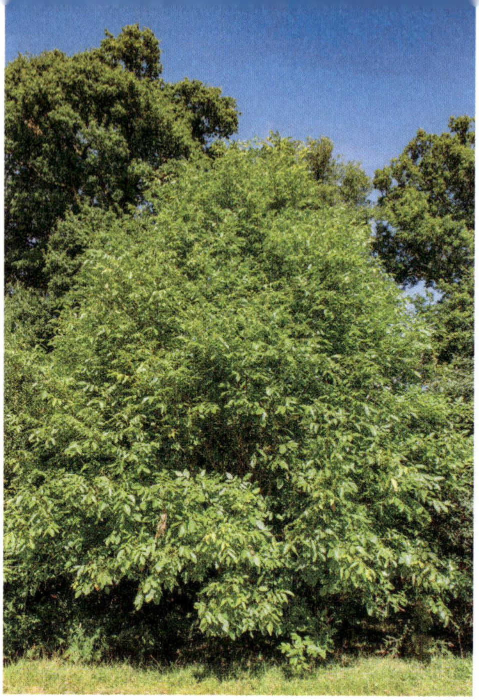

sie einen Brennwert von etwa 700 kcal pro 100 g. Ihr Proteingehalt liegt bei 13 g pro 100 g. Außerdem enthalten sie wertvolle Ballaststoffe sowie die Vitamine E, B_9 und Magnesium.
Junge Blätter (oder Knospen): Sie enthalten unter anderem Juglon, Gerbstoffe, etwas ätherisches Öl, Ascorbinsäure und Phenolsäure. Dadurch wirken sie antibakteriell und aufgrund der Gerbstoffe auch antioxidativ. Ein Tee aus Walnussblättern soll Nasenbluten stoppen und Furunkulose bekämpfen. Er kann auch als Mundspülung gegen entzündetes Zahnfleisch und zur Behandlung von Verdauungsstörungen, Verstopfung, Diabetes und Gelbsucht verwendet werden. Ein Absud wird zur Behandlung von Akne und Frostbeulen empfohlen und soll hilfreich gegen zahlreiche Parasiten sein.

Kulinarische Verwendung und Geschmack:
Wenn Sie die Nüsse ganz frisch essen wollen, sollten Sie die dünne Haut abziehen, mit der die Kerne überzogen sind. Sie könnten auch versuchen, aus den Nüssen Öl zu pressen. Aus 1 kg Kernen lassen sich bis zu 500 ml Öl gewinnen.

WEGWARTE

Kategorie: Krautige ausdauernde Pflanze aus der Familie der *Asteraceae*
Weitere Namen: Wilde Zichorie
Botanischer Name: *Cichorium intybus*

Beschreibung: Wenn es eine Pflanze gibt, die allen Angriffen standhält, dann ist es die Wegwarte. Egal, wie oft Sie sie schneiden, mähen, überfahren oder verbrennen, nichts kann sie kleinkriegen. Auch große Hitze oder strenger Frost machen ihr nichts aus. Kein Wunder also, dass man sie überall in Frankreich, Europa und Nordafrika finden kann. Entlang von Wegen, in der Mitte von (wenig befahrenen) Straßen, auf Wiesen, in Brachland, an der Küste und in Höhen bis 1500 m besiedelt sie jedes verfügbare Stückchen Erde. Ihre bläulichen Blüten öffnen sich morgens und nachmittags, schließen sich aber in der Mittagshitze oder bei Regen. Die Stängel können über 1 m hoch werden. Sie sind dünn und verzweigt und haben nur wenige Blätter. Sie erheben sich im Frühjahr aus einer Blattrosette. Die Wurzel ist sehr widerstandsfähig und schwer auszugraben. Der Mensch hat die Pflanze immer wieder domestiziert. Heute kennen wir alle ihre kultivierte Version, den Chicorée.

Erntezeit:
Ganze Pflanze: Während der Blüte
Wurzel: Herbst
Junge Blätter: Frühjahr

Heilwirkung: Die Wegwarte regt die Gallentätigkeit an, wirkt tonisierend, abführend und harntreibend. All das kommt der Leberfunktion zugute. Sie wird auch zur Linderung von Rheuma, Diabetes und Hautbeschwerden empfohlen. Ihre Wurzel weist einen hohen Anteil an Inulin auf. Die Blätter sind reich an Vitamin C und Phosphor.

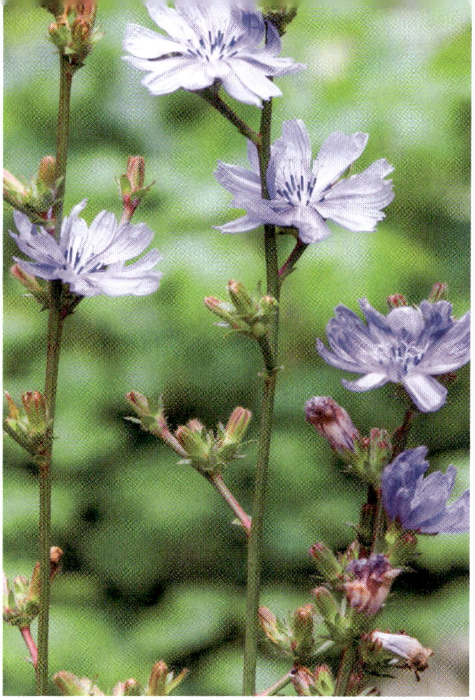

Kurz gesagt: Die ganze Pflanze wirkt entzündungshemmend, reguliert den Blutfett- und Cholesterinspiegel und regt die Verdauung an. Die Blätter haben eine harntreibende Wirkung und die Wurzeln regen die Gallentätigkeit an. Was will man mehr?

Kulinarische Verwendung und Geschmack:
Wurzel: Getrocknet, gehackt und geröstet kann Zichorienwurzel den Morgenkaffee ersetzen, allerdings ohne Koffein. Geschmackswunder dürfen Sie aber nicht erwarten.
Sehr junge Blätter: Man kann sie an Salate geben (2 Stunden in kaltes Waser einlegen, um ihnen einen Teil der Bitterstoffe zu entziehen).

Weinberglauch

Kategorie: Mehrjähriges Zwiebelgewächs aus der Familie der *Amaryllidaceae*
Weitere Namen: Hundszwiebel, wilder Knoblauch
Botanischer Name: *Allium vineale*

Beschreibung: Der Weinberglauch wächst bis 1200 m Höhe auf jeder Art von Boden am Wegesrand, an Waldrändern oder auf trockenen Wiesen. Diese unscheinbare Pflanze kann die respektable Größe von 50 cm erreichen und würde im Gras fast unbemerkt bleiben. Bei genauerem Hinsehen erkennt man, dass ihr lineares, zylindrisches Blatt etwas bläulicher grün ist als die meisten ihrer Nachbarn und Ähnlichkeit mit Schnittlauch hat. Der Weinberglauch bildet rosa bis violette doldenförmige Blüten und trägt später Brutzwiebeln, die abfallen und Wurzeln schlagen.

Erntezeit: Frühjahr bis Sommer

Heilwirkung: Wie seine kultivierter Verwandte, die Speisezwiebel, und alle anderen Mitglieder der großen Gattung Allium wirkt der Weinberglauch anregend, belebend, harntreibend, schleimlösend und antiseptisch!

Kulinarische Verwendung und Geschmack: Die gesamte Pflanze ist essbar und hat einen leichten Knoblauchgeschmack. Sie gehört zu den relativ wenigen geschmacksverstärkenden Wildpflanzen. Die Blätter und Knollen können wie der gezüchtete Knoblauch als Gewürz verwendet werden. Roh bringt der Weinberglauch die Schärfe von Knoblauch mit, gekocht erinnert er an Porree. Ob Fisch, Krustentiere, Insekten, Fleisch oder Gemüse – Weinberglauch kann sehr gut für Saucen verwendet werden.

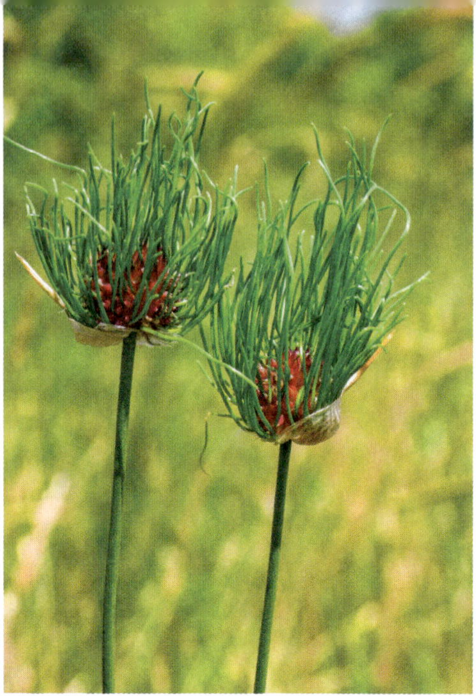

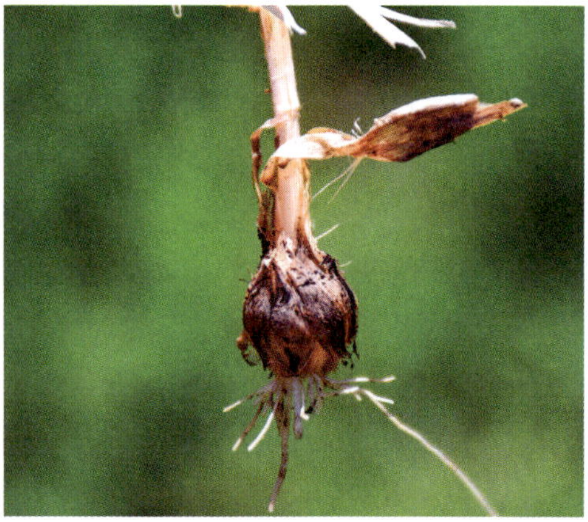

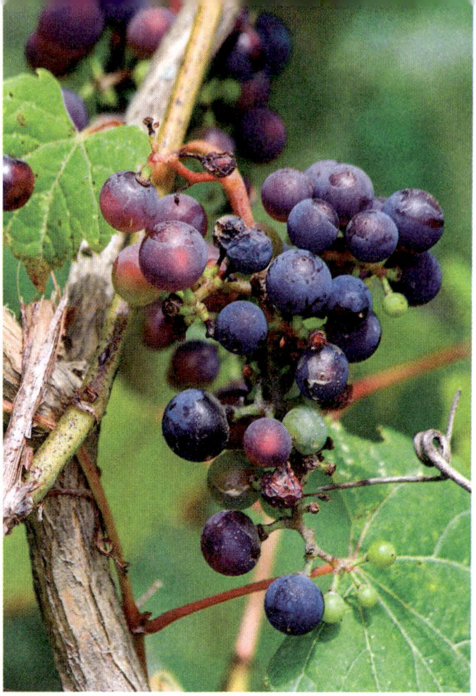

Weinrebe

Kategorie: Kletternder Strauch aus der Familie der *Vitaceae*
Weitere Namen: Wilder Wein
Botanischer Name: *Vitis vinifera* ssp. *sylvestris*

Beschreibung: Die Wildform unserer Kulturrebe gibt es in freier Natur bereits seit dem Paläolithikum vor über 11 000 Jahren. Man findet sie vor allem in Nordafrika, Asien und ganz Europa an Waldrändern, wo sie wie eine Liane an Bäumen oder Brombeerdickichten klettert. Unbeschnitten kann sie bis zu 20 m lang werden. Die meisten Exemplare, die man heute in der Natur findet, sind jedoch Reben, die einmal kultiviert und dann aufgegeben wurden, sodass sie wieder verwildert sind. Die Blätter ähneln denen ihrer kultivierten Verwandten. Früchte (Trauben) bilden nur die weiblichen Individuen. Sie können schwärzlich, violett, rosa oder fast weiß sein.

Erntezeit: August und September

Heilwirkung: Wenn der Saft im Frühjahr steigt, kann man die Pflanzen ähnlich wie Birken oder Ahorn anzapfen. Der Saft wirkt harntreibend und soll gut für die Augen sein. Der Saft der unreifen Trauben wird traditionell gegen Fieber, Appetitlosigkeit und Durchfall eingesetzt.

Kulinarische Verwendung und Geschmack:
Die Früchte sind manchmal säuerlich, schmecken aber generell gut und spenden durch ihren hohen Zuckergehalt Energie.

EINGRIFFELIGER WEIßDORN

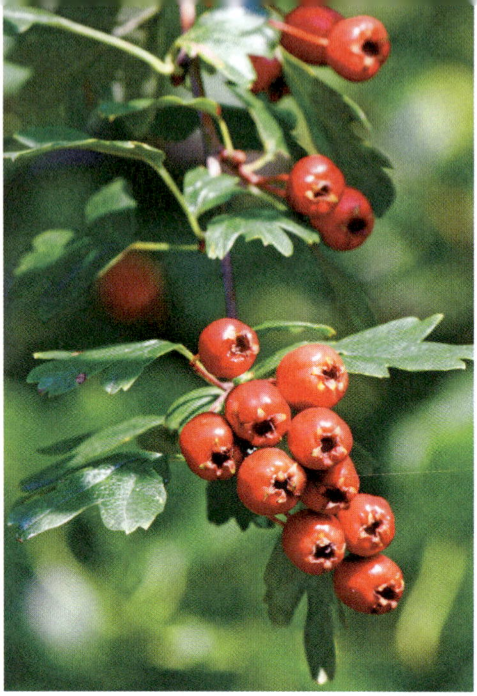

Kategorie: Baum oder Strauch der Familie der *Rosaceae*
Weitere Namen: Hagedorn, Hagapfel
Botanischer Name: *Crataegus monogyna*

Beschreibung: Dieser bis zu 5 m hohe Baum oder Strauch wächst in den gemäßigten Zonen auf lehmigen und kalkhaltigen Böden in voller Sonne oder Halbschatten in bis zu 1600 m Höhe. Er ist sehr kältetolerant und verträgt Frost bis –20 °C. Zusammen mit der Schlehe, die ähnliche Standorte bevorzugt, gilt er als Verteidiger des Waldes, denn beide bilden undurchdringliche, dornenbewehrte Dickichte. Die wechselständig angeordneten Laubblätter stehen an kurzen Stielen. Die Blattränder sind häufig auffällig gesägt, tief eingeschnitten oder gebuchtet, gelappt, selten glatt. Im Frühjahr trägt der Weißdorn zahllose kleine weiße Blüten, die angenehm duften. Aus ihnen entwickeln sich Früchte, die die Größe von Kirschen haben, jedoch völlig anders schmecken.

Erntezeit:
Junge Triebe: Frühjahr
Blüten: Etwas später
Früchte: August

Heilwirkung: Es gibt mehrere Arten von Weißdorn, aber als Heilpflanzen sind vor allem *Crataegus monogyna* und *C. laevigata,* der Zweigriffelige Weißdorn bekannt. Informieren Sie sich also gut, bevor Sie Heilmittel herstellen. Weißdorn wird traditionell gegen alle Beschwerden eingesetzt, die mit dem Herzen zu tun haben (blutdrucksenkend, herzstärkend, krampflösend usw.), aber auch gegen Angstzustände, Schlaflosigkeit, Hitzewallungen, Reizbarkeit, Schwindel, Ohrensausen ... Man könnte ihn als Allheilmittel betrachten.
Die Zweige und die Rinde des Strauchs wirken fiebersenkend.
Aus den adstringierenden Früchten kann eine Gurgellösung gegen Halsschmerzen hergestellt werden.
Die Blüten enthalten Amine, Flavonoide, Terpenderivate, Histamin, Tannin und Vitamin C. Sie verbessern die Durchblutung der Herzkranzgefäße und helfen, den Puls zu regulieren. Außerdem sollen sie beruhigen und den Schlaf fördern. Die fast knospigen Blüten sollte man ganz am Anfang ihrer Blütezeit pflücken. Sie ergeben einen Tee mit angenehmem Geschmack (3 Esslöffel pro Tasse kochendes Wasser).

ACHTUNG: Nicht zu hoch dosieren oder über längere Zeit einnehmen. Weißdorn ist nicht giftig, kann aber die Leber belasten.

Kulinarische Verwendung und Geschmack: Ich esse die Beeren gerne direkt vom Baum, obwohl sie etwas fade schmecken und eine mehlige Konsistenz haben. Man kann sie auch zusammen mit anderen Früchten wie Brombeeren oder Schlehen kochen.

Zuckerahorn

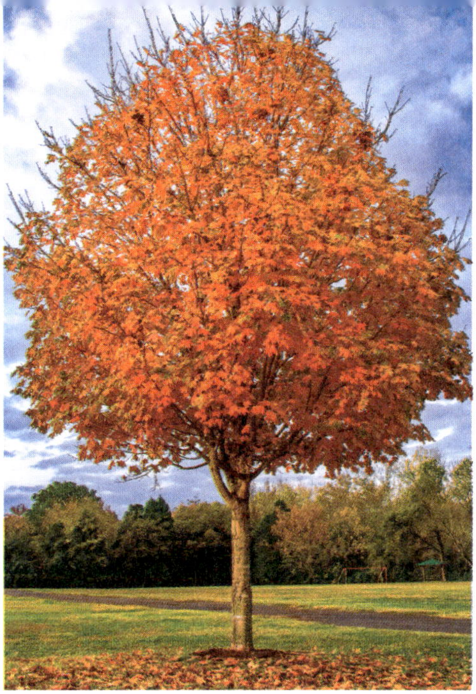

Kategorie: Baum aus der Familie der *Sapindaceae*
Botanischer Name: *Acer saccharum*

Beschreibung: Dieser Baum stammt aus Nordamerika. Er kann bis zu 250 Jahre alt werden und ist vor allem wegen seiner prächtigen Herbstfärbung bekannt. Die Krone des Baumes wächst meist gleichmäßig kugelförmig. Die jungen Triebe glänzen rötlich und färben sich später grün. Sie tragen endständige Knospen in einer schmalen Kegelform. Seine glatte, manchmal schuppige, mehr oder weniger dunkelgraue Rinde bildet große, lange, unregelmäßige, feste, senkrechte Rillen, die oft auf einer Seite ausgeprägter sind. Der Baum ist das Wahrzeichen Kanadas, aber auch offizieller Staatsbaum der US-Bundesstaaten New York, Wisconsin, Vermont und West Virginia. In Amerika kann er über 40 m hoch werden, in Europa erreicht er selten mehr als 20 m. Seine sommergrünen Blätter sind in 3–5 Lappen unterteilt und werden bis zu 15 cm lang und breit. Beim Zuckerahorn sind diese Einschnitte im Gegensatz zu vielen anderen Ahornarten innen abgerundet. Die Blüten erscheinen im Frühjahr. Sie sind gelbgrün und tragen keine Kronblätter. Aus ihnen entwickeln sich die typischen Flügelfrüchte. Der Baum wächst in ausgedehnten Wäldern auf nährstoffreichen, frischen Böden. Er verträgt harten Frost, aber nicht die Luftverschmutzung in den Städten oder zu viel Sonne. Man findet ihn in Höhen bis 1000 m.

Erntezeit: Der Saft wird im Frühjahr geerntet.

Heilwirkung: Der Ahornsaft ist eine wertvolle Ergänzung der Flüssigkeitszufuhr. Er wirkt adstringierend und soll bei der Bekämpfung von Typ-2-Diabetes und Herz-Kreislauf-Erkrankungen. helfen. Dank seines hohen Gehalts an Vitaminen, Mineralstoffen und Spurenelementen ist er ausgesprochen gesund. Er hat weniger Kalorien als Zucker und verfügt über große Mengen an Antioxidantien (viermal so viel wie Bienenhonig).

Kulinarische Verwendung und Geschmack: Um den Saft im zeitigen Frühjahr zu ernten, bohren Sie ein 5 cm tiefes Loch in den Baumstamm und zapfen die wertvolle Flüssigkeit mithilfe eines Röhrchens oder Schlauchs ab. Er kann direkt getrunken werden, schmeckt aber noch besser, wenn man ihn einkocht. So erhalten Sie einen leicht dickflüssigen Pflanzenhonig mit einem unvergleichlichen Geschmack! Je weiter das Frühjahr fortgeschritten ist, desto dunkler wird der gewonnene Sirup und desto ausgeprägter und »holziger« sein Geschmack.

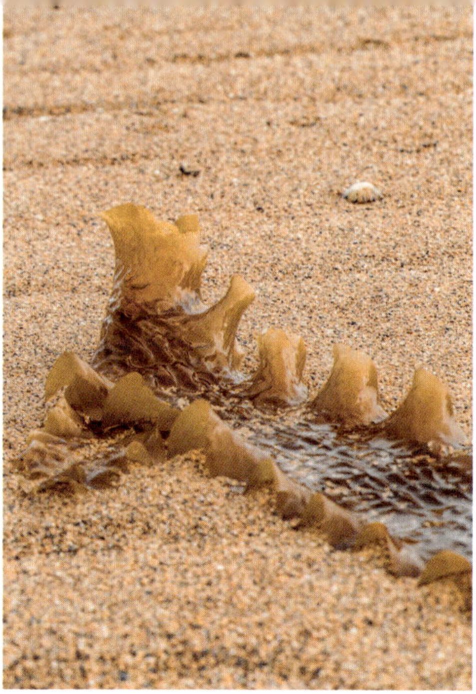

Zuckertang

Kategorie: Braunalge aus der Familie der *Laminariaceae*
Botanischer Name: *Saccharina latissima*

Beschreibung: Diese Braunalge ist in den kühlen Gewässern unserer Meeresküsten zu finden. Sie wächst auf felsigen Böden in bis zu 10 m Tiefe, meist aber näher unter der Wasseroberfläche, da sie Licht zum Wachsen braucht. Ihre bandförmigen Thalli können bis 3 m lang werden, sind in der Mitte abgeflacht und an den Rändern gewellt.

Erntezeit: Keine spezielle Saison, aber sie sollte jung geerntet werden.

Heilwirkung: Da Zuckertang Saccharose enthält, eignet sie sich hervorragend, um Sie in Schwung zu bringen und Ihnen einen Energieschub zu verleihen.

Kulinarische Verwendung und Geschmack: Wenn Sie die Möglichkeit haben, die Alge zu trocknen, wird sich auf der Oberfläche eine weißliche Schicht bilden: Das ist Zucker! Ich empfehle, junge Algen zu bevorzugen. Sie sind zarter und oft auch süßer. Sie eignen sich hervorragend zum Würzen von Desserts und anderen Gerichten.

Zunderschwamm

Kategorie: Pilzart aus der Familie der *Polyporaceae*
Weitere Namen: Lärchenschwamm, Tannenschwamm
Botanischer Name: *Fomes fomentarius*

Beschreibung: Der provenzalische Name dieses Pilzes lautet *amadou* (verliebt) und spielt darauf an, dass er so leicht Feuer fängt. Und genau darin liegt der Vorteil dieses seltsamen Parasiten, der nur auf toten oder kranken Bäumen wächst. Er kann bis zu 30 cm breit und über 20 cm hoch werden und haftet am Baum wie ein Blutegel an seinem Wirt. Der Fruchtkörper sieht aus wie mehr oder weniger große, übereinander gestapelte Wülste, die aus einer Vielzahl von langen, braunen Röhren bestehen. Jede neue Schicht überdeckt die vorherige. Unter seinem harmlosen Äußeren verbirgt sich ein gefürchteter Räuber, der seinem Wirt keine Überlebenschance lässt. Eiche, Platane, Buche, Pappel, Birke … sie alle können dem Zunderschwamm zum Opfer fallen! Zunderschwämme findet man in Wäldern auf toten oder umgestürzten Bäumen.

Erntezeit: Ganzjährig. Man findet trockene Fruchtkörper, frische müssen vor der Verwendung getrocknet werden.

Heilwirkung: Die Griechen, Japaner, Nepalesen und andere Völker haben den Zunderschwamm lange Zeit zum Ausbrennen von Wunden verwendet. Ich selbst konnte 1982 in Nepal einer Kauterisierung beiwohnen. Ein Stück Pilz wurde angezündet und an die Wunde herangeführt, um sie zu verätzen. Tatsächlich weiß ich nicht, ob der Zunderschwamm eine besondere Wirkung hat. Er wird geschlagen und bearbeitet, um ihn geschmeidig zu machen, und als blutstillendes Mittel verwendet.

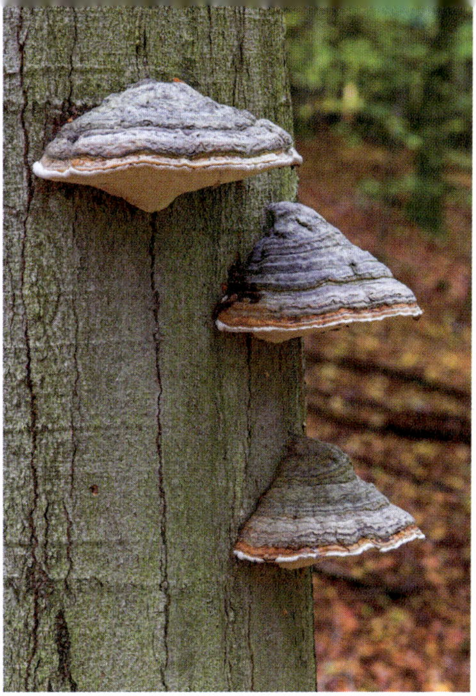

Kulinarische Verwendung und Geschmack:
KEINE. Der Pilz ist nicht essbar.

Weitere Verwendung: Alle Teile des Pilzes sind brennbar, besonders gut brennt aber der watteartige Teil im Inneren. Er eignet sich, um Feuer anzuzünden oder zu transportieren. Man muss ihn nur anzünden, dann wird er im Lauf von Stunden oder Tagen langsam abbrennen. Das wussten auch die Menschen in der Steinzeit, sie nutzten Zunderschwamm als Brennstoff.
Aus seinem Fleisch wird außerdem ein Material gewonnen, das zum Trocknen von allerlei Kleinigkeiten wie z. B. Angelfliegen geeignet ist. Wenn man Zunderschwamm bearbeitet und weich macht, kann er zu einer Art pflanzlichem Leder werden.

ISBN 978-3-8094-4753-5

5. Auflage 2025

Neumarkter Straße 28, 81673 München
produktsicherheit@penguinrandomhouse.de
(Vorstehende Angaben sind zugleich Pflichtinformationen nach GPSR.)

Die Originalausgabe erschien auf Französisch unter dem Titel *Les 100 plantes du survivaliste*

Bildnachweis:
Fotos: © Shutterstock.com, außer : Hartriegel, Gift-Lattich, Stechapfel und italienischer Aronstab in der Übersicht auf S. 3 sowie S. 10, 14u., 22, 23u., 25, 27, 28, 34, 36, 38u., 43, 52, 53, 56, 63, 67, 70, 79, 82u., 92o., 95, 107: © Denis Tribaudeau
Gravuren: Les caméléons

Projektleitung dieser Ausgabe: Dr. Iris Hahner
Umschlaggestaltung: Atelier Versen, Bad Aibling
Übersetzung: Wiebke Krabbe, Damlos
Redaktion und Producing: Dr. Alex Klubertanz, Haßfurt
Herstellung: Franziska Polenz

Penguin Random House Verlagsgruppe FSC® N001967

FSC
www.fsc.org
MIX
Papier | Fördert gute Waldnutzung
FSC® C147178

Druck und Bindung: Pixartprinting, Lavis

Printed in Italy